DU COWPOX

OU

VACCINE PRIMITIVE.

PARIS. — RIGNOUX, IMPRIMEUR DE LA FACULTÉ DE MÉDECINE,
rue Monsieur-le-Prince, 29 *bis*.

DU COWPOX

OU

VACCINE PRIMITIVE,

Par J. MIGNON,

DOCTEUR EN MÉDECINE,

Membre de la Société anatomique de Paris,
ex-Chef des Travaux anatomiques et chimiques de l'École royale d'Alfort,
Membre titulaire de la Société centrale de Médecine vétérinaire,
Membre correspondant de l'Académie royale des Sciences, Belles-lettres et Arts d'Orléans,
Membre honoraire de la Société vétérinaire du Finistère, etc.

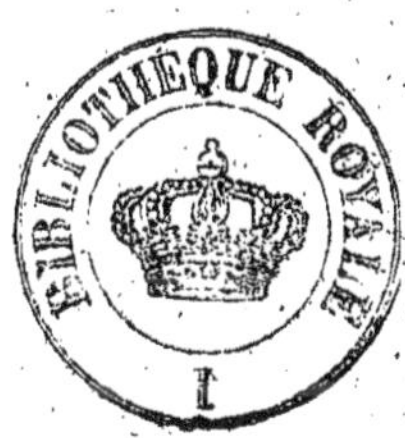

PARIS.

LABÉ, LIBRAIR DE LA FACULTÉ DE MÉDECINE,
place de l'École-de-Médecine, 4.

1848

DU COWPOX

OU

VACCINE PRIMITIVE.

En choisissant le cowpox pour mon principal sujet de thèse, j'espérais avoir l'occasion d'observer cette maladie. J'ai été trompé dans mon attente. Le cowpox est une rareté pathologique en France. Aucun des vétérinaires auxquels je me suis adressé n'a, depuis près d'un an, rencontré dans sa pratique un seul cas de cowpox. Je suis donc forcé de me résigner au rôle ingrat de copiste ; mon travail ne sera qu'un emprunt fait à tout le monde : médecins et vétérinaires. Toutefois, ne pourrait-il pas encore avoir quelque utilité, s'il résumait avec un peu d'ordre et de clarté toutes les données positives qui, pêle mêle au milieu de bon nombre d'erreurs ou d'assertions contestables, ont été émises sur le cowpox ?

J'essayerai donc d'esquisser une monographie du cowpox. Éviterai-je moi-même la confusion et l'obscurité qui existent dans les innombrables écrits qui ont été publiés sur la vaccine, depuis Jenner ? J'ose à peine l'espérer ; je tâcherai cependant d'y parvenir. Je me bornerai, dans mon travail, à l'analyse succincte de ce qui est définitivement acquis à la science. Je discuterai le moins possible ; nous ne sommes pas, pour tout ce qui concerne le cowpox, assez riches de faits bien observés, bien concluants, pour que la discussion ait un pied solide. La critique bien entendue ne serait pas à sa place si elle venait avant l'histoire.

La vaccine primitive, ou le cowpox, n'offrirait par lui-même que fort peu d'intérêt, si on le séparait des conséquences pratiques auxquelles il conduit pour l'hygiène publique. C'est donc plutôt comme moyen préservatif d'une grave maladie de l'homme que comme espèce pathologique, que je dois l'envisager.

Dans cet ordre d'idées, et pour atteindre le but que je me suis proposé, cette thèse comprendra deux parties distinctes : la *première*, toute descriptive, traitera du cowpox et de quelques maladies qui ont été désignées sous le nom générique de *faux cowpox;* la *seconde* sera réservée à l'histoire et à l'appréciation des faits d'inoculation du cowpox, de la vaccine proprement dite, et de quelques virus auxquels on a attribué la vertu préservative de la vaccine.

PREMIÈRE PARTIE.

§ Ier. — COWPOX OU VACCINE PRIMITIVE.

Historique. — Symptomatologie. — Caractères distinctifs. — Étiologie.

A. HISTORIQUE. — La vaccine primitive est-elle depuis longtemps connue? ou bien, quoique d'une existence fort ancienne, son inscription dans nos cadres nosologiques ne date-t-elle que de quelques jours?

L'existence du cowpox est très-ancienne, cela est incontestable; et, bien que quelques espèces pathologiques, semblables en ce point à tout ce qui est sorti de la création, naissent, se développent, s'accroissent, puis déclinent et disparaissent pour toujours, le cowpox, s'il n'a existé de tout temps, remonte toutefois, et sans aucun doute. assez haut dans le passé.

Mais de son existence à sa notion, il y a loin. Aucun texte ancien, aucune description moderne, pour parler le langage des historiens, ne fait mention du cowpox. C'est vers 1776, c'est-à-dire à peu près où commence la science que, par analogie, nous appellerons *contemporaine*, que la vaccine primitive a fixé l'attention de Jenner.

A coup sûr, le cowpox existait bien avant Jenner; les habitants des campagnes le connaissaient sans aucun doute. La tradition du pays a même guidé Jenner dans l'inoculation de la vaccine primitive ; mais la science, jusque-là, était restée complétement muette à l'égard du cowpox.

On a voulu faire remonter la connaissance de la vaccine primitive jusqu'aux premiers temps historiques, et, partant de ce fait, contester à Jenner sa découverte.

L'inventeur de la vaccine a eu le sort d'Harvey, de Salomon de Caus, de Papin, de Christophe Colomb et de beaucoup d'autres. Les médiocrités jalouses ressemblent, par un côté seulement, à Thémistocle que les lauriers de Miltiade empêchaient de dormir. Aussi les a-t-on vues, ne pouvant s'approprier la découverte de Jenner, faire tous leurs efforts pour enlever à l'inventeur de la vaccine la légitime gloire qu'il s'était acquise. La plupart n'ont rien demandé pour elles : c'eût été trop maladroit ; plus habiles, elles ont réclamé pour les siècles passés, pour l'Orient, la vieille Europe, pour tout le monde enfin ; ce qui leur importait vraiment peu, pourvu que Jenner n'y eût aucune part.

Nous n'examinerons que quelques-unes des opinions les plus considérables touchant l'ancienneté du cowpox ; elles suffiront pour faire apprécier la valeur des réclamations dont l'invention de Jenner a été l'objet.

Quelques auteurs s'appuyant d'un passage d'une chronique ancienne (*Histor., francor., scriptor.*, t. 2, *Marii episcopi chronicon,* années 569 et 570) où apparaît, pour la première fois, l'expression de *variole,* soutinrent que ce mot désignait clairement le cowpox ; et la preuve, dirent-ils, c'est que l'épizootie qui décimait l'espèce bovine et qui s'accompagnait de diarrhée et d'éruption boutonneuse à la peau, fut suivie d'une épidémie qui eut absolument les mêmes caractères.

Sans doute, je vois bien le mot ; mais quant à la chose qu'il désigne, je l'ignore. Je ne puis même m'en faire aucune idée bien nette. Qu'a-t-on voulu dire par variole ? MM. Guersant et Blache (*Dictionnaire de médecine* en 30 vol., tome dernier, p. 562) pensent que par cette expression on a voulu vraisemblablement indiquer la variole humaine ; M. Verheyen (*Mémoire sur la vaccine primitive,* Bruxelles, 1846, p. 6) prétend qu'elle ne peut s'appliquer qu'au typhus des bêtes à cornes ; c'est du moins l'interprétation la plus probable du passage de la chronique de Marius. Voici, du reste, ce passage : « Hoc anno (569), morbus validus cum profluvio ventris et variola, « Italiam, Galliamque afflixit, at animalia bubula per loca supra- « scripta, maxime interierunt. » « Hoc anno (570), infanda infirmitas « atque glandula, cujus nomen est pustula, in suprascriptis regioni- « bus, innumerabilem populum devastavit. »

Ces quelques mots, en supposant qu'ils ne désignassent pas la variole humaine, ne conviennent, en aucune façon, au cowpox, tandis qu'ils traduisent très-bien les principaux caractères du typhus. En effet, dans cette maladie pestilentielle, le flux du ventre est un phénomène constant ; et souvent il survient une éruption cutanée dont l'analogie avec la variole est assez grande pour que Vicq d'Azyr ait cru donner au typhus le nom de *peste varioleuse* (*Exposé des moyens curatifs et préservatifs qui peuvent être employés contre les maladies pestilentielles des bêtes à cornes,* p. 502).

Quel peut être le témoignage de Bruce, consul anglais à Buschire, dans la lettre qu'il a écrite à Erskine, de Bombay (*Annales de chimie et de physique,* t. 10, mars 1819) ? ne dit-il pas dans cette lettre que « cette maladie (*the cow-pox*) règne parmi les vaches, mais que les brebis y étaient encore plus sujettes, et que c'était d'elles surtout que les bergers la prenaient?» Cela seul suffit pour accorder à ce témoignage la confiance qu'il mérite, aujourd'hui que nous savons que la clavelée, ou petite vérole des moutons, n'est nullement un préservatif de la variole humaine.

M. de Humboldt (*Essai politique sur le royaume de la Nouvelle-Espagne*), malgré toute l'autorité d'un nom aussi éminent et aussi recommandable, ne peut, dans la question d'ancienneté du cowpox, entraîner la moindre conviction; il n'a, comme Bruce, rapporté que des ouï-dire, et le récit du nègre qui ne veut pas se laisser vacciner une seconde fois, «parce que, en trayant les vaches dans la cordillière des Andes, il avait eu une sorte d'éruption cutanée qui préserve de la petite vérole,» est une histoire qui ne fait pas mal dans un livre de voyages, mais qui ne doit pas être aussi facilement accueillie dans un ouvrage scientifique, et surtout dans un livre de médecine.

Le docteur Baron, président de la Société de médecine de Liverpool, a établi, entre la peste *varioleuse* de Vicq d'Azyr et la variole humaine, la plus complète analogie (Verheyen, loc. cit.).

Bien plus, et c'est là surtout ce qui nous importe, il prétend que l'espèce bovine contracte deux sortes de *varioles,* l'une *maligne,* pestilentielle, l'autre *bénigne;* puis il admet que ces deux affections, exactement semblables à la petite vérole, développent une seule et même maladie quand on les inocule à l'homme.

Les idées, les opinions de Baron, qui tendraient à attribuer à un cowpox malin quelques-unes des épizooties qui ont dévasté l'Europe dans le cours du 18e siècle, n'ont pas le moindre fondement raisonnable. Ce médecin a pris le typhus compliqué accidentellement de quelques élevures cutanées et certaines éruptions du pis de la vache, pour la variole; il a établi des similitudes, des identités même, d'après quelques caractères extérieurs qui n'ont entre eux que la ressemblance éloignée que les différentes éruptions peuvent avoir entre elles. Les déductions analogiques du médecin anglais mériteraient à peine d'être réfutées si, en même temps qu'elles feraient supposer au cowpox une ancienneté qu'il n'a pas, elles ne conduisaient à des conséquences malheureuses pour la santé publique, dans le cas où quelqu'un d'assez insensé oserait en faire l'application à l'espèce humaine.

Il n'y a pas que la vache, toujours d'après Baron, qui soit atteinte de cet exanthème vaccinal qui, inoculé à l'homme, le préserve de la petite vérole; le cheval serait également sujet à une maladie éruptive bien différente du *grease*, qui, comme le cowpox, pourrait se transmettre à l'homme, et le mettre ainsi à l'abri de la variole.

Toutes les assertions de Baron sont de pures hypothèses, et pas autre chose. Rien n'est commun comme les éruptions mammaires prises pour du cowpox, rien n'est rare comme le cowpox. On pourrait ici, et avec beaucoup de raison, appliquer l'axiome si connu de notre grand fabuliste : *Rien n'est plus commun que le nom, rien n'est plus rare que la chose.* Cette vérité trouvera plus loin sa démonstration.

N'a-t-on pas aussi prétendu que le cowpox était connu de toute antiquité en Asie? Dans l'Indoustan, par exemple, la pratique de la vaccination remonterait, assure-t-on, à une époque que l'histoire ne saurait fixer! Le *Sancteya Grantham,* ouvrage sanscrit *attribué* à d'Hauvantori, dont parle le docteur Husson (*Dictionnaire des sciences médicales* en 60 vol., t. 56, p. 391), nous semble une histoire de circonstance que les hommes sérieux ne peuvent ainsi accepter sur parole. Cela même est si vraisemblable, nous allions dire si certain, que, depuis Jenner, le cowpox n'a pas été observé une seule fois dans cette contrée de l'Asie, et que, pour les premières vaccinations qui ont été faites sur les peuplades hindoues, on a eu recours à un vaccin d'origine européenne.

Aussi bien, toutes ces historiettes du vieux et du nouveau monde, fussent-elles sérieuses, qu'il n'en resterait pas moins à Jenner l'honneur de la découverte de la vaccine. Si quelques contemporains, tels que Sutton et Fewester, célèbres chirurgiens de Thornbury, ont, au dire de Pearson, dès l'année 1768, connu le cowpox et entrevu les effets préservatifs de son inoculation à l'homme, ils n'ont rien fait, rien tenté, rien entrepris pour dégager du domaine des idées purement hypothétiques la plus petite parcelle de cette immense découverte que Jenner n'a point faite en un jour, mais qu'il a conquise, c'est le mot, par vingt années de travail et de persévérance. Ce n'est que quand la vaccine eut fait le tour du monde, selon la judicieuse remarque de M. Verheyen, qu'une foule d'inventeurs après coup sont venus réclamer à Jenner, fort peu de chose vraiment, rien que leur part d'immortalité. Nouveaux Érostrates, à défaut d'un second temple d'Éphèse, ils ont cru trouver dans la vaccine de quoi perpétuer leur souvenir !

B. Symptomatologie. — Nous distinguerons dans le cowpox les cinq périodes, ou stades, que présentent généralement toutes les maladies éruptives, contagieuses et virulentes. Ces périodes sont : 1° l'incubation ; 2° l'invasion ; 3° l'éruption ; 4° la sécrétion virulente ; 5° et la dessiccation.

1° *Incubation.* L'espace de temps qui sépare l'action du germe, ou virus contagieux, des effets physiologiques percevables varie beaucoup ; il peut aller de trois jours à un septénaire : du moins, c'est ce qui existe pour le cowpox communiqué; car pour la maladie spontanée, la période d'incubation n'existe pas, à proprement parler.

La durée d'incubation des germes, ou virus contagifères, est soumise à une foule de circonstances qu'il n'est point à notre portée de saisir. Pourquoi, par exemple, chez ces deux chiens mordus le même jour par le même chien enragé, la rage apparaîtra-t-elle avant huit jours sur celui-ci, et seulement après quarante ou cinquante jours sur celui-là ?

2° *Invasion.* Elle commence au moment où le germe morbide accuse sa présence dans l'organisme par un trouble ou un désordre dans les actes de la vie. Rarement les phénomènes qui marquent l'invasion du mal sont aperçus des médecins, qui ne sont guère appelés que quand ces phénomènes ne sont déjà plus; et puis, le trouble fonctionnel est ordinairement si peu de chose qu'il ne donne aucune inquiétude; il n'y a dès lors, pour le maître de l'animal, aucune raison de consulter un vétérinaire. Qu'est-ce, en effet, qu'un peu de tristesse; qu'un appétit moins vif qu'à l'ordinaire; qu'un peu de diminution dans la sécrétion du lait; que les quelques mouvements fébriles qui se jugent par le chaud et le froid alternatifs de la base des oreilles et des cornes et par une certaine accélération du pouls et de la respiration ?

Ce trouble de l'organisme peut pourtant être beaucoup plus grave; ce que l'intensité de la fièvre indique. Oh, alors, l'homme de l'art intervient. C'est dans ces circonstances tout à fait exceptionnelles que les symptômes qui précèdent l'éruption ont pu être étudiés.

Le deuxième ou le troisième jour de l'invasion, la sécrétion du lait, qui a diminué de plus en plus, change d'aspect et de consistance : le liquide revêt une teinte bleuâtre, et il est beaucoup plus séreux.

En même temps, les mamelles et les trayons deviennent douloureux; les animaux trépignent des pieds de derrière quand on les touche au pis ou qu'on essaye de les traire; si on explore, de la main, la peau des mamelles, on rencontre çà et là, sous la pulpe des doigts, de petites tumeurs incluses dans le corps de la peau, dures, assez bien circonscrites et douloureuses à la pression.

L'appétit est bien diminué; l'animal ne rumine plus. C'est à ce moment que l'appareil digestif accuse un véritable dérangement sympathique : la bouche est chaude et sèche; les selles sont plus rares et plus consistantes.

Les phénomènes d'invasion du cowpox ne sont ni constants ni caractéristiques. Il n'est pas hors de propos d'entrer, à cet égard, dans quelques considérations qui ne seront ni sans importance, ni sans intérêt.

Jenner s'est ainsi exprimé sur le cowpox qu'il a décrit en quelques lignes (*OEuvres complètes de Jenner*, traduction de Laroque, 1800, p. 9) : « Le cowpox se manifeste sur les mamelles des vaches sous la forme de pustules irrégulières, qui, dès leur première apparence, sont d'un bleu pâle, ou plutôt un peu livide, et environnées d'une inflammation érysipélateuse. Ces pustules, à moins qu'on n'y porte un prompt remède, dégénèrent fréquemment en ulcères phagédéniques qui deviennent extrêmement incommodes, et guérissent lentement et avec difficulté. Si les remèdes convenables ne sont pas employés à temps, les vaches sont souffrantes dans cet état, et la sécrétion du lait s'affaiblit beaucoup. »

Après Jenner, Sacco (*Traité de vaccination*, etc., par Sacco; traduit par Daquin, 1813), premier médecin du grand hôpital de Milan, est celui qui a donné du cowpox la relation la plus détaillée, la plus complète, sinon la plus exacte. Le tableau qu'il a tracé de la vaccine primitive a servi de modèle à plus d'une description; on a copié l'original, sans s'inquiéter le moins du monde s'il avait été calqué sur nature ou esquissé d'après un type créé par le nosographe.

La symptomatologie de Sacco, que le docteur Husson (*Dictionnaire des sciences médicales*, en 60 vol., t. 7, art. *Cowpox*) et Hurtrel d'Arboval (*Dictionnaire de médecine, de chirurgie et d'hygiène vétérinaires*, 1839; t. 6, p. 320) n'ont guère fait que reproduire, mérite que nous nous y arrêtions un instant; nous verrons que les prodromes généraux offriront à redire en plus d'un point.

« La période d'infection, dit Sacco (loc. cit., p. 64), est, pour l'ordinaire, accompagnée du défaut d'appétit et de répugnance pour les aliments; la rumination continue sans qu'il y ait aucune matière dans la bouche; et, pour me servir du langage des métayers *qui ont examiné cette maladie*, les vaches font un certain mouvement avec les lèvres, semblable à celui que font, avec la bouche, les hommes qui en chassent la fumée du tabac; ce qui leur fait dire que *les vaches fument*. Le lait est en moindre qualité et moins épais que de coutume; l'œil est sombre, mélancolique; la fièvre se déclare, à laquelle, après trois à quatre jours, succède la période d'éruption. »

Cette description n'est point la peinture des signes prodromiques du cowpox. Les phénomènes que Sacco ou *les métayers* ont observés n'appartiennent pas plus au cowpox qu'à toute autre maladie, même non éruptive. Aussi, à l'exemple de M. Verheyen, si nous les soumettons au contrôle d'une critique rigoureuse, nous verrons que le pathologiste a habillé les faits à sa manière au lieu de les traduire sous la forme variée qu'ils revêtent.

Ainsi, puisque beaucoup d'observateurs cités par M. Verheyen, au nombre desquels se trouvent Neergard, Masius, Viborg, Nevejans, Héring et Ceely, ont constaté un grand nombre de cas de cowpox sans qu'il y eût *ni défaut d'appétit, ni rumination continue, la bouche étant vide, ni même de fièvre éruptive*, etc., nous devons en conclure, comme M. Verheyen, que tous ces symptômes ne peuvent en aucune façon caractériser le véritable exanthème préservateur.

Il en est de même de ce signe qui simule l'expulsion de la fumée de tabac chez les fumeurs. Personne ne l'a rencontré, si ce n'est Sacco lui-même ou les métayers; il faut donc le rayer du tableau symptomatologique du cowpox, ou ne l'y conserver que comme un phénomène d'exception sans importance et sans valeur.

Restent la sécrétion du lait et la fièvre. Or, la quantité et la qualité du lait varient tellement et dans des circonstances si diverses, qu'il n'est pas possible d'en faire un attribut symptomatique du cowpox.

Et quant à la fièvre, elle est bien loin d'être constante: M. Héring, par exemple, fait remarquer que, sur 41 observations de cowpox, la fièvre a manqué 17 fois; elle n'a même été que fort légère toutes les fois qu'elle s'est montrée.

MM. Ceely, Nevejans et Verheyen ont fait la même remarque que M. Héring.

3° *Éruption.* Quatre ou cinq jours après l'invasion, de petits points rougeâtres se dessinent sur la peau des mamelles; ces piquetures sont seulement apercevables quand les téguments, à cette région, sont d'une teinte claire; grandes d'abord comme une piqûre de puce, elles augmentent progressivement d'étendue; et en même temps qu'elles s'élargissent, elles s'élèvent et font relief à la surface de la peau. Dans l'espace de deux à trois jours, toutes ces petites piquetures rougeâtres se transforment en pustules circulaires, aplaties, ombiliquées à leur sommet et entourées, à leur base, d'une aréole plus foncée dont les dimensions vont en augmentant comme la pustule qu'elle circonscrit. Celle-ci met rarement au delà de six à huit jours pour arriver à son développement complet. Toutes les pustules n'apparaissent pas en même temps; leur évolution n'est point simultanée, mais successive; elle n'est point non plus aussi promptement achevée que l'indique Sacco.

Si les pustules sont nombreuses, confluentes; si elles couvrent les trayons, ce qui rend les traites douloureuses, l'inflammation des mamelles peut survenir, s'étendre et s'aggraver; la fièvre, dans ces cas, annonce les progrès et l'extension du mal.

Toutes ces pustules reposent par leur base sur les petites tumeurs qui apparaissent au moment de l'invasion dans l'épaisseur de la peau des mamelles. Ces tumeurs forment, autour de la pustule, une sorte de bourrelet, variant d'épaisseur et d'étendue, sur lequel se dessine l'aréole. Celle-ci n'est, en réalité, que le bourrelet lui-même, accusant à l'œil sa présence par sa coloration rougeâtre à travers l'épiderme; aussi l'aréole n'existe-elle pas quand le bourrelet est profond, la peau fût-elle blanche ou à peine colorée.

Les pustules du cowpox varient beaucoup dans leur forme, leur volume et leur coloration. Il en est de circulaires, d'ovales, d'allongées, d'échancrées à leur base, d'irrégulières, etc. En général, grosses comme une lentille, un pois, quelques-unes atteignent le volume d'un haricot ou même d'une fève. On en rencontre qui paraissent tendues à leur sommet, au lieu d'être déprimées et comme creusées à leur centre en forme d'ombilic.

La couleur des boutons dépend beaucoup de celle de la peau. Le plus communément, d'une teinte porcelaine ou argentée, ces boutons, bien qu'ayant constamment une sorte de reflet métallique, varient du bleu-ardoise au jaune-rougeâtre.

Si la forme, le volume et la coloration des pustules varient, il n'en serait pas ainsi de la structure, d'après M. Verheyen ; mais nous reviendrons sur cette particularité d'organisation, dont on a fait un des signes du cowpox, le plus constant et le plus spécifique.

Comme pour les phénomènes généraux de la période d'invasion, nous nous permettrons quelques remarques au sujet des symptômes de l'éruption vaccinale.

Ces symptômes sont si importants, que nous ne pouvons nous dispenser d'insister sur les particularités qui les concernent. Ce sont eux qui doivent servir à distinguer le cowpox. Ils sont, dans cette éruption mammaire, les signes parlés, en quelque sorte, de l'exanthème qu'ils traduisent.

Le *siége* des pustules est invariable : le cowpox n'atteint que la peau des mamelles ; si quelquefois on a observé des pustules vaccinales auprès des ouvertures naturelles, à la queue, sur les membres postérieurs, etc., elles y ont été transportées par le fait d'une inoculation accidentelle.

Le vrai cowpox, quoique résidant le plus ordinairement sur le corps et à la pointe des trayons, se remarque aussi à la base des tétines et sur toute l'étendue des mamelles.

La *forme* des pustules n'est point invariable. C'est à tort que Jenner dit qu'elle est irrégulière ; le plus ordinairement, le bouton vaccinal est régulièrement circulaire, bombé ou légèrement aplati. Du reste, cela dépend beaucoup de son siége, de la finesse de la peau, de l'abondance du tissu cellulaire sous-jacent, de l'isolement ou de l'agglomération des pustules.

La *dépression ombilicale* du sommet n'existe pas dans toutes les pustules, d'après M. Héring. (*Uber Kuhpocken an Kühen;* Stuttgard, 1839). Cette dépression ne peut, du reste, avoir aucune valeur diagnostique puisqu'on l'a rencontrée sur des pustules de faux cowpox.

La *couleur* des boutons dépend trop de celle de la peau des mamelles pour qu'on puisse en donner une idée exacte. Toutefois, il est bon d'insister sur ce reflet, ce brillant métallique que la plupart des auteurs ont reconnu aux pustules vaccinales au temps de leur éruption. La teinte bleuâtre ou livide indiquée par Jenner est la plus commune; les nuances gris de plomb, bleu-ardoise ou jaune-cendré, colorent quelquefois les boutons de cowpox.

L'*aréole,* qui varie dans sa couleur comme le bouton lui-même, n'est ni constante ni caractéristique : elle manque quand le bourrelet qui entoure la base du bouton est profondément situé dans l'épaisseur du derme; on l'a vue circonscrire de fausses éruptions vaccinales.

La *texture cellulaire* ou *aréolaire* de la pustule serait, selon M. Verheyen, le caractère distinctif par excellence du vrai cowpox.

« L'organisation de la vraie pustule vaccinale, dit M. Verheyen, (loc. cit., p. 31), est la même que celle des fruits charnus que l'on a réunis sous le nom d'*hespéridie.* Cette pustule est divisée intérieurement en plusieurs loges, par des cloisons membraneuses qui viennent aboutir à une membrane centrale. »

D'après le même auteur : « Si l'on pique une pustule avec la lancette, il ne s'en écoule qu'une petite quantité de l'humeur qu'elle renferme, » tandis que les pustules de fausse vaccine « se vident tout àcoup et s'affaissent à l'instant même. »

Cette organisation des pustules est le caractère pathognomonique du vrai cowpox, d'après M. Verheyen.

Déjà M. Steinbrenner avait dit (loc. cit., p. 603) en parlant des éruptions de faux cowpox : « Elles n'ont pas la structure celluleuse, et quand on les ouvre, elles se vident et s'affaissent complétement. »

Malheureusement, les idées de M. Verheyen et les faits qu'il a observés n'ont pas la valeur absolue qu'il y attache. Il existe de faux, de vrais faux cowpox, dont les boutons, comme ceux de la vaccine préservatrice, présentent la texture aréolaire, qui, selon M. Verheyen, serait l'exclusif attribut du vrai cowpox.

A des faits d'observations, opposons des faits semblables.

M. Delafond, professeur à l'École d'Alfort, observateur du plus grand mérite, exprime, dans une note qu'il a eu l'obligeance de nous communiquer, qu'il a rencontré des faux cowpox dont les pustules, d'un *gris argenté*, entourées d'une *aréole* inflammatoire, aplaties ou légèrement *déprimées*, présentaient la *texture aréolaire* dont parle M. Verheyen. La preuve que les pustules n'étaient qu'un faux cowpox, c'est que l'inoculation du liquide qu'elles contenaient, pratiquée sur un grand nombre de personnes, par M. Delafond, M. le docteur Marchant, médecin-adjoint de l'École d'Alfort, et M. le docteur X..., de Champigny, n'a donné lieu à aucune éruption vaccinale.

Ces faits ont une signification qui nous dispense de tout commentaire.

4° *Sécrétion virulente.* Cette dénomination nous paraît préférable à celle de maturité (Sacco) ou de maturation (Verheyen). C'est en effet à cette période que la pustule vaccinale contient le véritable fluide d'inoculation dans son plus grand état de pureté et d'énergie. Et puis, le phénomène capital qui domine tous les autres, dans cette période, c'est précisément cette sécrétion du germe propagateur. Le mot maturation n'est qu'une expression qui résume le travail *pustulaire* par l'idée ultime qui en annonce l'achèvement complet, mais elle n'indique point l'essence même de ce travail morbide.

Du quatrième au sixième jour après l'apparition des piquetures rougeâtres sur la peau des mamelles, le bouton de cowpox est parvenu à son entier développement; il est arrivé à sa parfaite *maturité.* A cet état, la matière virulente, la lymphe de certains auteurs, liquide, claire, visqueuse, transparente, quelquefois opaline ou légèrement jaunâtre, distend la pustule qu'elle rend turgide de manière à effacer la dépression ombilicale. La distension peut être assez considérable pour amener la rupture des parois de la pustule; ce qui arrive parfois, ou ce que détermine la seule pression des doigts sur les trayons dans la traite.

La lymphe virulente, si parfaitement inoculable à ce moment, ne conserve pas longtemps sa limpidité et sa consistance; après deux à trois jours, elle devient plus épaisse; elle perd sa viscosité, sa diaphanéité; ce n'est plus qu'un liquide opaque, crémeux, blanchâtre, et tout a fait purulent. Alors, la matière de la pustule n'est plus propre à l'inoculation, bien qu'elle ne soit pas complétement dépourvue de ses propriétés contagieuses et préservatrices.

L'altération de la matière virulente par les progrès de la maladie n'avait point échappé à l'esprit observateur de Jenner. Voici la remarque qu'il a consignée à ce sujet (loc. cit., p. 118) : « ... Le virus vaccin dans son état de sérosité possède invariablement les propriétés préservatrices que je lui attribue... J'observerai que, quand la pustule vaccinique a dégénéré en ulcère, les différentes propriétés de ce virus peuvent être produites plus tôt ou plus tard. Il peut outre-passer ce degré, où les propriétés spécifiques ne se trouvent plus en lui. »

Faisons remarquer que la matière de sécrétion est d'autant plus active qu'elle est inoculée à une époque plus rapprochée du début de l'éruption. Une sérosité encore imparfaite, même sanguinolente, est préférable à une lymphe déjà opaline et bientôt purulente. Dans la clavelée, par exemple, cette espèce de cowpox des bêtes à laine, il suffit souvent, pour la clavélisation d'un grand nombre de bêtes, de quelques boutons d'une éruption récente, qu'on incise du sommet à leur base. Le contact de l'air active assez la sécrétion du bouton pour fournir à un très-grand nombre de piqûres. Cinq ou six boutons claveleux secrètent assez de sérosité, d'abord sanguinolente, puis roussâtre, puis enfin tout à fait claire, pour servir à clavéliser, *avec un succès constant,* tout un troupeau.

A la rupture spontanée ou accidentelle de la pustule, succède une petite plaie humide qui se recouvre promptement d'une croûte adhérente et épaisse : c'est le commencement de la dernière période.

5° *Dessiccation* ou *desquamation.* Quand la suppuration commence, la pustule commence également à se déprimer et à s'aplatir. Sa couleur se fonce de plus en plus; elle passe de la teinte opaline au jaune-paille, au bleu-ardoise, et enfin au brun-noirâtre. Lorsque la suppuration est tout à fait établie, la dessiccation marche promptement du sommet à la base de la pustule; celle-ci s'affaisse, se rétrécit, se dessèche, et bientôt elle ne consistera plus qu'en une croûte épaisse, brunâtre, très-adhérente, qui ne se détache qu'avec lenteur, en laissant à sa place une cicatrice, rayonnée de stries fibreuses, et presque toujours indélébile.

Les croûtes des pustules ne tombent guère que du vingt-cinquième au trentième jour ; elles sont douloureuses au toucher, et le moindre tiraillement irrite souvent l'animal à un point tel, qu'on est parfois obligé de le contenir pendant la traite.

La plaie qui succède à la rupture de la pustule dégénère rarement en *ulcère phagédénique,* contrairement à ce qu'avait avancé Jenner, et, d'après lui, plusieurs auteurs fort recommandables. Sacco, Ceely et M. Hering, n'ont que fort rarement rencontré cette ulcération des pustules ; M. Verheyen dit qu'elle n'a jamais été observée en Belgique.

Toutefois, on comprend que des contusions, des tiraillements répétés, des meurtrissures, des traites lourdes et maladroites, puissent entraver la cicatrisation des petites plaies, et les faire dégénérer en ulcères ; mais alors l'ulcération dépend de ces causes, et nullement de la nature même du cowpox.

C. Caractères distinctifs. — Ce sont les pustules vaccinifères seules qui doivent fournir les signes certains du diagnostic. Or, plus d'une éruption mammaire ressemble, à s'y méprendre, à l'éruption du cowpox. Plus d'une fois, nous en sommes convaincu, on a pris pour des pustules de véritable vaccine des boutons qui ne contenaient aucun virus préservateur. Si le médecin était appelé assez tôt pour suivre, dès l'origine, l'évolution des boutons mammaires, peut-être trouverait-il, dans le travail pathologique dont l'éruption n'est que la conclusion apparente, quelques signes, quelques indices d'une grande valeur; mais constamment, sinon toujours, le vétérinaire n'est consulté, quand il l'est pourtant, qu'au déclin de la maladie éruptive, et encore plutôt pour quelques accidents qui peuvent suivre que pour la maladie elle-même. Alors, et à cet instant de la maladie, l'éruption n'a plus aucune expression symptomatique qui en décèle le caractère intime.

Les boutons de cowpox, malgré ce que nous avons dit, ne ressemblent vraisemblablement pas tout à fait aux boutons nombreux et variés dont les mamelles sont fréquemment le siége; il y a similitude apparente, mais non point identité réelle et bien nettement décidée; nous pensons même qu'en s'attachant non pas à un seul signe, mais à l'ensemble, à la succession des différents phénomènes de l'éruption, il serait peut-être possible d'arriver à un diagnostic précis. Ainsi, les piquetures rougeâtres de l'invasion, et les petites tumeurs qui en sont les supports, la forme généralement ombiliquée de la pustule, sa structure aréolaire, l'aspect de la sécrétion virulente, les modifications qu'elle subit, etc., sont des symptômes qui, isolément, n'ont pas grande valeur, mais qui, pris dans leur ensemble, doivent conduire à approcher de très-près la vérité sur le caractère de l'éruption. Mais suffisent-ils pour fixer la nature de l'affection en la marquant, pour ainsi dire, d'un cachet spécifique? L'affirmative nous paraîtrait d'une témérité vraiment condamnable. Bien mieux, dans le doute, loin de nous abstenir, nous préférons pencher pour la négative. On conçoit sans peine quelles sont les graves raisons qui motivent notre façon de voir en cette circonstance. La difficulté incontestable, dans un grand nombre de cas, de distinguer le cowpox de toute autre éruption; la nécessité, pour les vaccinations, de n'inoculer qu'un virus sûrement préservateur et non point une matière inerte, trompeuse, et qui inspire une dangereuse et fausse sécurité, expliquent suffisamment la sage réserve, le doute qu'on doit apporter sur la valeur des signes pathognomoniques de l'éruption vaccinifère.

Puisqu'à la simple vue il n'est pas possible de déterminer la nature de l'éruption, il faut donc avoir recours à un autre moyen d'investigation et d'analyse.

Ce moyen, le seul qui ne trompe pas et lève à l'instant même tous les doutes, c'est l'inoculation. Voilà, quoi qu'en dise M. Verheyen, la véritable pierre de touche du cowpox. Si la matière inoculée à l'homme produit des pustules, si le sujet résiste à des contre-épreuves, la nature du cowpox est irrécusable.

D. Étiologie. — Jenner, dont le nom intervient dans notre travail le plus que nous pouvons, s'est exprimé ainsi sur la cause du cowpox :

« A l'égard de l'opinion que j'ai énoncée, que le principe de l'infection est une matière morbifique qui tire son origine du cheval, quoique je ne puisse l'étayer par des preuves expérimentales produites sous mes yeux, je crois cependant l'avoir établie avec suffisamment d'évidence» (loc. cit., p. 47).

Cette matière morbifique, c'est le *grease* ou les eaux-aux-jambes (p. 8 du même ouvrage).

Nous verrons plus loin, en nous plaçant à un autre point de vue, à apprécier l'opinion de Jenner. Disons de suite que, puisque plusieurs cas de cowpox se sont déclarés sur des vaches qui n'avaient jamais eu de communication avec le cheval, l'étiologie absolue et exclusive de Jenner est tout à fait inacceptable.

Le cowpox peut-il tirer son origine de la variole humaine? L'affirmative paraît résulter de faits assez nombreux d'expérimentation.

Mais, comme les eaux-aux-jambes, la variole déterminât-elle le cowpox avec certitude, qu'elle n'en serait pas moins qu'une cause fortuite, exceptionnelle; si elle suffit à l'explication de quelques faits, on ne peut la faire intervenir pour le plus grand nombre. L'origine du cowpox est donc encore ailleurs que dans les eaux-aux-jambes et la variole.

La cause créatrice du cowpox, sa cause normale, pour ainsi parler, est inconnue. Ce quelque chose qui appelle au pis de la vache une éruption d'une nature si spécifique est et sera longtemps encore complétement ignoré. Nous voyons bien l'extérieur des maisons, a-t-on dit fort spirituellement, mais au dedans, nous ne savons jamais ce qui s'y passe.

Pourtant il est dans l'étiologie éloignée du cowpox quelques particularités importantes que nous devons mentionner.

Le cowpox attaque-t-il indistinctement tous les animaux de l'espèce bovine? Les mâles paraissent inaptes à contracter et même à recevoir le cowpox. Sacco a inoculé, sans succès, des bœufs et des taureaux; l'inoculation prenait cependant bien sur des veaux mâles (loc. cit., p. 55).

Le cowpox est-il, comme la variole humaine, avec laquelle il a tant de ressemblance, plus spécialement une maladie du jeune âge, ainsi que le pense M. Bousquet? Ou n'attaque-t-il que les bêtes adultes et surtout celles qui sont utilisées pour la sécrétion du lait, comme le pense M. Verheyen?

C'est une question de faits que les chiffres seuls peuvent résoudre. Les opinions, les théories, les rapprochements analogiques, ne valent pas un résultat qui se compte et s'additionne. Or, sur un total de 700 cas de cowpox, relevé par M. Verheyen, trois génisses seulement ont été atteintes, et encore la première avait cohabité avec une vache qui avait eu l'éruption vaccinifère, et la deuxième était pleine. Quant à la troisième, on ne sait pas si elle était, oui ou non, en état de gestation.

On doit donc conclure que le cowpox est une maladie propre aux vaches adultes et laitières.

Cette conclusion, ou, si l'on veut, cette loi des faits, nous conduit logiquement à une règle d'inoculation, sur la vache, tout à fait contraire à celle qui paraît avoir guidé M. Bousquet dans ses *rétro-vaccinations.* Loin de choisir, à l'exemple de ce médecin, des veaux et des génisses pour régénérer la vaccine de l'homme, nous pensons, au contraire, qu'il serait plus rationnel, plus physiologique de prendre des vaches adultes et bonnes laitières; le virus trouverait au moins ses conditions normales de développement, puisqu'il rencontrerait dans les mamelles l'*inconnu* pour nous, dont le cowpox spontané emprunte en quelque sorte sa raison d'être, ses conditions génératrices, et dont l'âge, qui ne les donne pas, en est cependant la garantie la plus sûre.

Ainsi, et pour revenir très-sommairement sur ce que nous venons de dire, touchant l'étiologie du cowpox, il résulte comme suffisamment démontré :

Que le cowpox, dans sa cause *déterminante spontanée,* est inconnu ;

Qu'il peut naître des eaux-aux-jambes ou puiser son origine dans la variole : deux causes *spécifiques* de la vaccine primitive qui ont encore besoin d'être sanctionnées par l'expérience des faits à venir ;

Qu'il n'attaque que les femelles de l'espèce bovine ;

Qu'il est un certain âge, une certaine activité physiologique des organes où s'établit l'éruption, une *prédisposition* enfin nécessaire, sinon indispensable au développement du cowpox.

Continuons l'étiologie du cowpox par l'examen des causes dites occasionnelles.

M. Verheyen admet comme pouvant occasionner le cowpox tout ce qui active les fonctions des mamelles et appelle en ces organes une sorte de congestion sanguine, comme celle qui accompagne une sécrétion abondante de lait.

Doivent être considérées, d'après M. Verheyen, comme causes *occasionnelles :*

1° Le passage des fourrages secs aux aliments verts ; 2° la gestation et la parturition ; 3° le séjour prolongé du lait dans les mamelles ; 4° les maladies de l'utérus.

Les rapports de coïncidence existant entre l'apparition du cowpox et ces causes occasionnelles sont assez nombreuses et paraissent assez bien établies pour qu'on puisse, par le raisonnement, les transformer en relations plus dépendantes et plus intimes. Ainsi, quant à la première cause, on voit, en effet, que c'est au printemps surtout, époque où les vaches, commençant à manger du vert, donnent beaucoup plus de lait, que le cowpox se déclare. Si on consulte le tableau que M. Héring a dressé selon les mois, on voit que pendant mai et juin le nombre des vraies éruptions vaccinales est presque égal à celui des dix autres mois réunis.

Quant à la seconde cause, qui comprend la gestation et la parturition, on peut également l'admettre, puisque beaucoup de vaccines primitives sont survenues quelque temps après la mise bas, et quand la sécrétion du lait se trouve tout à coup portée à l'activité la plus grande.

Quant à la troisième ou au séjour prolongé du lait dans les mamelles, on peut bien aussi l'accueillir, puisque plusieurs fois le cowpox s'est déclaré après l'empissement : manœuvre trop souvent employée par les marchands au moment de la vente.

Enfin, la quatrième cause ou les maladies de l'utérus n'ont pour elles que des probabilités en bien petit nombre. Les relations sympathiques étroites qui lient si intimement les mamelles à l'utérus, les quelques cas de cowpox sur des vaches ayant des maladies de ce dernier organe, suffisent-ils pour placer cette prétendue cause occasionnelle dans l'étiologie de la vaccine primitive ?

A propos des conditions physiologiques et morbides qui paraissent favorables au développement du cowpox, nous n'omettrons point de faire connaître les réflexions que Jenner a exprimées dans son ouvrage en cherchant à expliquer les causes occasionnelles du faux cowpox.

« Je regarde, dit Jenner (loc. cit., p. 104), comme une des causes de ces éruptions éphémères, ainsi que je l'ai déjà remarqué dans mon précédent traité, cette transition qu'éprouvent les vaches au printemps en passant d'une nourriture sèche à une nourriture fraîche et plus substantielle ; ce qui rend à cette époque, à cause de l'abondance du lait, leurs mamelles plus tendues qu'à l'ordinaire. Mais il existe une autre source d'inflammation et de pustules... Voici ce que c'est : on a le projet de vendre une vache qui, naturellement, a peu de lait ; pendant un jour ou deux, on se garde bien de la traire et de permettre que son veau en approche. Le lait se trouve ainsi surabondamment accumulé, les mamelles éprouvent une très-forte tension, dont souvent les conséquences sont de produire de l'inflammation et des éruptions qui viennent en maturité. »

Si Jenner s'est exprimé ainsi, et n'a vu dans ce qu'il rapporte que des causes de faux cowpox, c'était pour être conséquent avec ses idées sur l'origine de la vraie vaccine. N'admettant que le *grease* comme cause unique du cowpox, il ne pouvait attribuer au changement de régime, à l'empissement des mamelles, une influence génératrice qui était pour lui exclusivement dans la matière des eaux-aux-jambes. Appréciées ainsi qu'elles doivent l'être, les remarques de Jenner fortifient plutôt qu'elle ne la contredisent l'étiologie exposée par MM. Héring et Verheyen.

Le cowpox est-il sujet à récidive? Ou, comme quelques maladies de l'homme, n'attaque-t-il les vaches qu'une seule fois?

Les données manquent pour répondre d'une manière positive; pourtant il est probable que le cowpox ressemble à la variole humaine, à la clavelée des moutons, etc.; c'est-à-dire qu'il n'attaque la vache qu'une seule fois; mais aucune expérience, aucun fait n'est venu donner à cette hypothèse une sanction suffisante.

§ II. — FAUX COWPOX ou FAUSSE VACCINE.

Maladies essentiellement ou accidentellement éruptives, ayant quelque analogie avec le cowpox.

Le savant Héring, de Stuttgard, a décrit avec beaucoup de soin les différentes éruptions qui surviennent au pis de la vache, et qui, n'ayant aucun des caractères de la vaccine primitive, sont désignées sous le nom générique de *faux cowpox*.

Voici les dix variétés admises par M. Héring :

1° Vaccine secondaire, 2° vaccine miliaire, 3° vaccine verruqueuse, 4° vaccine bulleuse, 5° vaccine herpétique, 6° vaccine jaune, 7° vaccine noire, 8° vaccine bleue, 9° vaccine symptomatique, 10° aphthes épizootiques.

M. Héring a ajouté à sa description plusieurs planches coloriées où sont figurées toutes ces espèces de faux cowpox, afin que l'œil en saisît les différences. Nous ne pouvons dire jusqu'à quel point la nature a été fidèlement reproduite.

Nous passerons rapidement en revue toutes ces différentes variétés de fausses vaccines que nous décrirons d'après MM. Héring et Verheyen.

1° VACCINE SECONDAIRE (*Nachpocken*); 2° VACCINE MILIAIRE (*Spitzpocken*). — A l'exemple de M. Verheyen, nous réunirons ces deux variétés en une seule, appelée *varicelle*.

Ce faux cowpox, observé d'abord par Masius (*Biblioth. britann.*, vol. 18), et ensuite par Sacco (loc. cit., p. 147), qui l'a désignée sous les noms de *fausse vaccine primitive* et de *fausse vaccine secondaire*, parce qu'il l'a vue accompagner ou suivre le cowpox, ce que M. Verheyen a également remarqué, consiste, au moment de son apparition, en quelques petites pictures rougeâtres groupées ou isolées sur le corps des trayons ou à leur base, qui, en l'espace d'un jour ou de deux à peine, ont acquis leur parfait développement. Ce sont alors autant de boutons de la grosseur d'une tête d'épingle ou d'un grain de chènevis, renfermant, non pas de la sérosité limpide, mais une matière crémeuse et purulente.

Ces boutons blanchissent promptement, puis se dessèchent et se couvrent d'une croûte mince peu adhérente qui se détache au bout de quatre à cinq jours sans laisser trace de cicatrice.

L'éruption de la *vaccinelle*, comme celle du cowpox, peut se continuer pendant plusieurs jours.

Si elle succède au cowpox, il existe quelques signes prodromiques qui l'annoncent : les mamelles, bien que la sécrétion du lait ne change point, sont très-sensibles; le plus léger contact est douloureux pour l'animal.

La *vaccinelle* serait contagieuse pour les animaux de la même espèce. Sacco avance qu'elle l'est également pour l'homme, tandis que M. Verheyen exprime que « toutes les inoculations tentées sur l'homme dans le Wurtemberg, avec la matière de la vaccinelle, sont demeurées sans résultat » (loc. cit., p. 36).

3° VACCINE VERRUQUEUSE (*Stein-oder Warzenpocken*) OU TUBÉREUSE de Viborg. — Elle a été observée et décrite par Viborg, MM. Héring et Verheyen. Accompagnant quelquefois la vaccinelle et le cowpox, cette fausse vaccine, qui vient aussi sur les trayons et à leur base, n'a point, dans l'éruption qui la constitue, une marche et une forme toujours identiques.

D'après Viborg, ce sont des élevures blanches qui s'étalent bientôt en plaques irrégulières de 1 à 1 centimètre et demi de diamètre, d'une couleur noirâtre ou jaune-paille, selon la nuance du pis. Ces plaques recouvrent un liquide jaunâtre et purulent.

Selon M. Héring, l'exanthème, après son apparition, reste longtemps stationnaire, et représente soit des verrues brunes, résistantes, fissurées, soit des tumeurs comme lardacées, qui disparaissent d'elles-mêmes au bout d'un temps assez long.

M. Verheyen ne parle ni de verrues, ni de tumeurs lardacées, ni de tubercules. Il dit seulement que les plaques exanthémateuses ont l'aspect du vieux parchemin sali, et qu'elles ne tombent que difficilement vers la huitième semaine environ, sans suppuration et sans laisser de cicatrice.

Malgré cette différence d'aspect dans la fausse vaccine verruqueuse, on trouve cependant quelque chose de constant et de caractéristique : ce sont les plaques brunâtres et adhérentes et la lenteur de la marche de l'exanthème.

Cette fausse vaccine est contagieuse pour la vache seulement, d'après Viborg et M. Héring. M. Verheyen ne partage sans doute pas cette opinion, puisqu'il dit que l'affection ne s'est point transmise ni aux deux vaches voisines de la bête malade, ni à la personne qui était chargée de les traire toutes.

4° VACCINE BULLEUSE (*Wasserpocken*) OU VACCINE BLANCHE, de Jenner et de M. Verheyen. — Jenner en a fait mention en ces termes : « Ce sont des *ampoules blanches* qui s'élèvent sur les mamelles, ne creusent jamais les parties charnues comme celles qui sont communément bleuâtres, et qui caractérisent la véritable petite vérole des vaches. Les premières n'attaquent que la surface de la peau, se dessèchent promptement, et ne sont pas, à beaucoup près, aussi contagieuses » (loc. cit., p. 104).

Depuis Jenner, M. Héring a rencontré cette variété de faux cowpox dans le Wurtemberg; il la considère comme contagieuse pour la vache, puisqu'il mentionne un fait de transmission.

Des inoculations tentées sur des enfants ont été sans succès.

Voici, d'après M. Héring, les caractères de la *vaccine bulleuse*.

Elle apparaît au pis et aux trayons, et y forme des vésicules globuleuses ou conoïdes, sans aréole ni ombilic; elles sont de la grosseur d'un pois ou d'un haricot, et renferment tantôt un liquide séreux, clair, transparent, tantôt une matière épaisse, blanc-jaunâtre et purulente. Après la résorption du produit de sécrétion, la vésicule se déprime, se dessèche et se recouvre d'une croûte mince, d'un brun-noirâtre qui tombe au bout de deux à trois jours, sans laisser de cicatrice.

Quelquefois la sécrétion du lait diminue un peu, et les mamelles accusent une plus grande sensibilité que dans l'état normal.

Il existe, comme on le voit, de grandes différences entre cette fausse vaccine et le cowpox; l'absence d'ombilic et d'aréole, la structure non cloisonnée des vésicules, et principalement, et surtout, les résultats négatifs de l'inoculation à l'homme, ne permettent pas un seul instant de confondre entre elles ces deux sortes d'éruptions mammaires.

5° VACCINE HERPÉTIQUE (*Flechtenartige Pocken*). — Viborg et Helper, de Copenhague, qui ont observé une seule fois cette variété d'exanthème, auraient, selon M. Verheyen, fait erreur en la distinguant du vrai cowpox, car ce n'est pas autre chose que la vraie vaccine, compliquée d'ulcères phagédéniques.

La remarque de M. Verheyen nous paraît fondée ; nous ne pensons pas, avec M. Héring, que cette variété d'éruption, telle que Viborg l'a décrite, doive être distinguée du cowpox, puisqu'elle en a tous les caractères ; elle ressemble, en effet, à la vraie vaccine par son invasion, son début, son siége, la forme des pustules, l'aréole qui entoure celles-ci, le liquide qu'elles sécrètent, les croûtes qui les couvrent, l'altération de la sécrétion du lait, la sensibilité très-grande des mamelles, et les résultats positifs de l'inoculation.

La *vaccine herpétique* de Viborg n'est probablement qu'un vrai cowpox compliqué d'ulcères phagédéniques,

6° VACCINE JAUNE (*Nissen's gelbl̃ige Pocken*) ; 7° VACCINE NOIRE (*Nissen's schwarze Pocken*) ; 8° VACCINE BLEUE (*Nissen's blauliche Pocken*). — Toutes ces variétés de vaccines, ainsi que la *vaccine herpétique* de Thaer, les *pustules rongeantes* de Hellwag et la *vaccine rouge* de Heinze, ne sont, pour M. Verheyen, que des formes différentes de la véritable vaccine.

Les auteurs qui indiquent ces diverses espèces de vaccines se sont sans doute bornés à les dénommer et rien de plus, ou n'en ont rien dit qui vaille ; car M. Verheyen, qui n'aurait pas manqué de nous les faire connaître, si elles eussent été même très-incomplétement signalées, dit, en parlant de toutes ces variétés d'éruptions mammaires : « Tous ces exanthèmes sont décrits avec si peu de soin, qu'on ne peut se livrer, à leur égard, qu'à des conjectures » (loc. cit., p. 39).

9° VACCINE SYMPTOMATIQUE (*Ramazzini's symptomatische Pocken*) ; c'est le *typhus* des bêtes à cornes ou la *peste varioleuse* de Vicq d'Azyr. — Nous comprenons difficilement comment M. Héring a pu mettre le typhus au rang des variétés de fausses vaccines. M. Verheyen n'en dit pas un seul mot. M. Héring a peut-être pensé que, puisque le typhus avait été assimilé à la variole, dans sa dénomination du moins, par Vicq d'Azyr, et qu'il avait même été considéré comme un cowpox *malin* par Baron, il devait consacrer quelques lignes à la réfutation d'aussi grossières erreurs. Cette raison peut être accueillie. Pourtant, nous ne pensons pas qu'*aujourd'hui* il soit possible de confondre entre elles : l'éruption critique accidentelle du typhus et l'éruption du cowpox; les *vésicules* typhoïdes et les *pustules* vaccinales; les petites *phlyctènes* de la peste varioleuse, qui peuvent apparaître sur tout le corps, et les *boutons* du cowpox, qui ne viennent qu'à la région des mamelles; et puis enfin, l'éruption dans le typhus, quand elle existe, n'est qu'un accident de peu d'importance, et qui ne peut cacher aux yeux du médecin cet état général, si parlant, si profondément accentué, de la maladie la plus grave dans ses altérations apparentes ou cachées, et la plus expressive dans son langage symptomatique.

10° APHTHES ÉPIZOOTIQUES (*Euterausschlag bei Maul-und Klauenseuchen*). — Cette maladie épizootique, qui attaque tous les animaux de l'espèce bovine : bêtes vieilles ou jeunes bêtes, mâles ou femelles, qui s'accompagne d'aphthes dans la bouche, sur les lèvres et entre les onglons, ne présente, au contraire, cette éruption phlycténoïde que très-rarement sur les mamelles.

Ainsi, le célèbre Sagar, qui a donné la description de l'épizootie aphtheuse qui a régné en Moravie, en 1764, ne parle pas d'éruption aphtheuse sur les mamelles; il en est de même de Baraillon, de Toggia et de plusieurs autres observateurs (*Recherches sur les épizooties analogues à l'épizootie aphtheuse,* par M. Rayer; *Recueil de médecine vétérinaire,* 1839, tom. 16, p. 142).

On se demande encore, comme pour le typhus, comment on a pu confondre l'éruption accidentelle des mamelles, dans la maladie aptheuse, avec le cowpox? On se demande même si jamais pareille erreur de diagnostic a été commise? C'est, sans doute, comme rapprochement curieux qu'on a voulu mettre en parallèle les *pustules* du cowpox et les *aphthtes* épizootiques. Et pourtant, n'a-t-on pas appelé ces vésicules phlycténoïdes *vajuolo* (petite vérole des vaches), en Italie, et *falsche Pocken* (faux cowpox), en Allemagne? La méprise a donc pu être faite. Quelle analogie y a-t-il entre la vaccine primitive et les aphthes? Ceux-ci constituent une maladie grave, générale, fébrile, qui règne sur un grand nombre d'animaux en même temps; le cowpox est une affection toute locale, isolée, ordinairement bénigne, sans réaction physiologique bien prononcée, et si rare en France, surtout, que c'est quelque chose de phénoménal que de la rencontrer.

Sont-ce les aphthes qui ont pu induire en erreur, ou seulement rendre le diagnostic douteux? Mais en supposant que ces sortes de phlyctènes existassent sur les mamelles, ce qui est peu fréquent, quelle ressemblance y a-t-il entre des aphthes et des pustules? entre un simple soulèvement de l'épiderme existant à la bouche, aux onglons et quelquefois sur le pis, et un bouton pustuleux à base solide, à structure cloisonnée, entouré d'une aréole à sa base, déprimé en forme d'ombilic à son sommet, et ne se rencontrant jamais que sur les mamelles? Il faudrait vouloir se tromper pour ne point distinguer les aphthes épizootiques du cowpox.

Les aphthes épizootiques se communiquent à l'homme par inoculation, ainsi qu'il résulte des expériences de MM. Rayer, Bousquet et Londe.

L'usage du lait des vaches affectées peut-il transmettre la fièvre aphtheuse à l'homme, comme cela semble résulter des observations de Sagar, de Berbier fils, et des expériences de Hertwig?

SECONDE PARTIE.

§ Ier. — INOCULATION DU COWPOX.

L'inoculation *spéculative* du cowpox naturel a été devancée par l'inoculation fortuite, accidentelle : c'est celle-ci qui a conduit Jenner à la découverte de la vaccine.

Le hasard, a-t-on dit, est l'âme des grandes découvertes ! Cela n'est pas rigoureusement exact. Si l'intelligence de l'homme, si sa persévérante sagacité, sa patience infatigable, cette moitié du génie selon Buffon, laisse passer le hasard sans l'interroger, sans lui dérober tout son secret à force d'insistance et de pénétration, la découverte ne voit point le jour ; l'invention n'est qu'une phrase décousue qui n'a point de signification : c'est l'étincelle du caillou, qui ne jaillira brillante qu'autant qu'une main habile l'en fera sortir ! le hasard ne produit que des faits et non des idées. Or, des faits, ce sont des mots jetés çà et là qui ne disent rien si l'intelligence de l'homme, en découvrant leur véritable place, leur sens isolé, ne construit de toutes ces expressions éparses une phrase tout entière qui laisse la nature avec un secret de moins, et apporte à la science une vérité de plus.

Jenner a précisément été cette intelligence d'élite qui, à force de patience et de travail, est arrivée à surprendre le langage des faits que le hasard, cette puissance inconnue que nous faisons si souvent intervenir, se chargeait seul de produire.

Au lieu de déduire des arguments qu'on a dirigés contre la découverte Jenner, des preuves qui contestassent à l'inventeur le mérite de l'invention, nous en déduirons des preuves toutes contraires. L'esprit de nationalité ne doit pas nous rendre injustes ; la vérité est de tous les pays ! Et si Rabaut-Pommier (1781), comme le prétend le docteur Husson, avait entrevu la propriété préservative de la vaccine, pourquoi n'a-t-il pas cherché à en acquérir la démonstration? Est-ce que, avant Rabaut-Pommier, Fewester et Sutton n'avaient pas eu la même idée? Ils ont même été beaucoup plus loin, puisqu'ils firent des recherches à ce sujet qu'ils communiquèrent à une société médicale; mais le hasard, cette âme prétendue des grandes découvertes, ne leur livra pas son secret; ils en restèrent là. Ils n'ont rien vu qu'un fait brut, inintelligent, qui, pour eux, n'a point dépassé les yeux de la tête. Que n'ont-ils, eux aussi, poursuivi leurs recherches s'ils ont entrevu, comme Rabaut-Pommier, la propriété de la vaccine? Mais la vérité est restée profondément cachée pour Fewester et Sutton! S'ils l'eussent seulement soupçonnée, ils auraient été bien coupables de ne point chercher à la découvrir. Quel est l'homme, je le demande, qui s'arrête jamais en chemin quand il aperçoit devant lui un noble but à atteindre et l'espoir de l'immortalité?

Ne cherchons donc point à enlever à Jenner un seul rayon de sa gloire : c'est un des plus grands bienfaiteurs de l'humanité. Que de statues de moins en ce monde si la reconnaissance publique n'en dressait qu'aux Jenners!

L'inoculation du cowpox a été pratiquée sur l'homme et sur quelques animaux domestiques. Ce sont les résultats qu'on en a obtenus que nous nous proposons de résumer le plus succinctement possible.

Comme ce ne sont que des faits, un peu d'ordre dans leur exposition aidera peut-être à supporter la sécheresse de notre travail.

Tous ces faits doivent être rangés sous deux chefs principaux, qui eux-mêmes comprendront plusieurs catégories distinctes.

Le tableau suivant permettra de saisir d'un coup d'œil l'ordre de distribution que nous avons accepté comme le plus simple et le plus méthodique.

Innoculation du virus cowpox ou vaccinal
- à l'homme
  - avant la variole naturelle ou inoculée.
  - pendant la variole
    - à la période d'éruption.
    - après la période d'éruption.
  - après la variole naturelle ou inoculée.
  - après une première vaccination.
- à quelques animaux domestiques.

Nous aurions dû peut-être séparer l'inoculation du cowpox naturel de la vaccine proprement dite ou cowpox humanisé; mais, outre qu'une pareille distinction ne nous paraît pas d'une grande utilité, nous n'avons pas dû nous y arrêter, attendu que l'historique des faits d'inoculation omet souvent de faire connaître si le virus propagateur est naturel ou s'il a été pris sur l'homme. Et, dans tous les cas, n'est-ce pas toujours au fond le même principe contagifère? Seulement il est ici tel que la nature le produit, et là il a passé sans altération (puisque ses effets contagieux et préservateurs subsistent) dans une organisation qui diffère de celle au sein de laquelle il a pris naissance. Et d'ailleurs, comment jugeons-nous de l'identité des causes? par l'identité des effets qu'ils déterminent. Nous pouvons donc admettre que le cowpox et le vaccin n'ont entre eux aucune différence bien importante. Ceci posé, nous passons à l'exposé des faits d'inoculation d'après l'ordre indiqué dans le sommaire ci-dessus.

1° INOCULATION DU COWPOX OU DE LA VACCINE PROPREMENT DITE A L'HOMME.

A. *Inoculation à l'homme sain, non variolé;* c'est à proprement parler la vaccination. — Nous pensons que, pour ne rien dire d'inutile et ne rien omettre cependant qui ait quelque intérêt, nous ne saurions mieux faire que de prendre pour thème de notre exposition les cinq questions qui ont été proposées pour sujet de prix par l'Académie des sciences. Les solutions qu'elles comportent embrassent tout ce qu'il est bon de savoir sur les vaccinations.

PREMIÈRE QUESTION. — *La vertu préservative de la vaccine est-elle absolue, ou ne serait-elle que temporaire? Dans ce dernier cas, déterminer par des expériences et des faits authentiques le temps pendant lequel la vaccine préserve de la variole.*

Faisons-nous, avant tout, cette demande : existe-t-il, chez l'homme.

une maladie qui ne l'attaque jamais qu'une fois? puis, par une formule moins générale, demandons-nous si la variole ne reparaît jamais chez les sujets qu'elle a déjà atteints. Or, si les récidives de variole, quoique rares à la vérité, n'en sont pas moins certaines, incontestables, on ne peut espérer du cowpox une immunité absolue que n'apporte point la variole elle-même.

Les varioles après vaccine ne prouvent point contre les inoculations de cowpox; elles démontrent seulement que celles-ci ne sont point absolues dans leurs effets préservateurs.

La vertu préservative de la vaccine ne serait-elle que temporaire? s'affaiblit-elle, en un mot, par le temps? ou bien a-t-elle des degrés différents de puissance variant entre la neutralisation complète de l'aptitude à contracter la petite vérole et une influence presque nulle sur cette même aptitude?

Cette dernière interprétation de faits est de M. Steinbrenner, qui l'a très-habilement développée dans son ouvrage; elle nous paraît la plus satisfaisante et en même temps la plus médicale. En effet, ne répugne-t-il pas d'admettre qu'une modification quelconque de l'organisme introduite par inoculation, et qui est tout d'un coup ce qu'elle sera à tout jamais, s'affaiblisse de jour en jour de manière à complétement disparaître dans un temps qui variera à l'infini selon les individus?

Quelle que soit, du reste, l'interprétation qu'on accepte; que l'inoculation vaccinale s'affaiblisse par le temps ou qu'elle ait des degrés différents de puissance préservative, le principe des revaccinations n'en est pas moins reconnu dans l'une comme dans l'autre hypothèse.

A quoi peut-on attribuer ces degrés différents d'effets préservateurs qui résultent de l'inoculation d'un principe cependant identique? Et pourquoi encore, dans les épidémies de variole, les cas de petite vérole sont-ils en plus grand nombre chez les vaccinés que chez les variolés?

Si l'on se place au point de vue théorique de M. Steinbrenner, l'explication de ces prétendues anomalies sera des plus simples.

Admettez dans l'économie une aptitude à contracter la petite vérole, une prédisposition avec laquelle on ne naît pas, mais qui se développe et grandit comme le corps : façon de voir qui est loin d'être déraisonnable ; puis, à côté de cela, placez une puissance quelconque, variole ou cowpox, qui possède la vertu d'anéantir dans l'organisation humaine tout ce qu'elle avait d'aptitude à la variole. Ne comprendrez-vous pas ainsi, sans aucune difficulté, comment il se fait que les récidives de petite vérole sont en proportion différente chez les variolés et les vaccinés ?

En effet, plus l'aptitude est développée, plus la prédisposition est manifeste, plus, par contre, la puissance *effective* de neutralisation est grande. Or, dans quelle circonstance cette aptitude est-elle considérable ? C'est quand elle est portée jusqu'au fait lui-même ; c'est quand la variole existe. Cette affection doit donc neutraliser, au plus haut degré, tout ce qu'il y a d'aptitude acquise dans l'organisme au moment de son apparition.

Supposez à présent que la prédisposition ou la réceptivité variolique n'existe pas encore, ou ait à peine commencé à apparaître, au moment de la vaccination. Les effets neutralisateurs seront presque nuls, car ils seront en proportion de l'aptitude existant à l'instant de l'inoculation. Mais, comme les aptitudes organiques ou vitales ont un développement aussi régulier que le corps lui-même, il arrivera qu'après la vaccination, les dangers de la petite vérole croîtront comme la prédisposition vitale que le virus vaccinal n'a fait que toucher à peine.

La vertu préservative de la vaccine est donc absolue, en ce sens qu'elle éteint, comme la petite vérole elle-même, toute la réceptivité variolique existant au moment de la vaccination. Seulement, comme l'aptitude à contracter la variole a son maximum de développement quand précisément la maladie elle-même vient à surgir, on conçoit que la récidive doit être infiniment plus rare chez les variolés qu'une première apparition de petite vérole chez les vaccinés.

Disons, comme remarque importante, que si la vaccine n'a pas neutralisé toute la réceptivité variolique, ce qu'elle en a éteint suffit cependant pour que la petite vérole qui survient chez les vaccinés soit généralement moins grave que sur les sujets qui n'ont point eu d'inoculation vaccinale.

Dès que nous n'admettons pas un affaiblissement gradué, progressif, de la propriété préservatrice de la vaccine, nous n'avons aucune réponse à faire au second chef de la première question.

DEUXIÈME QUESTION. — *Le cowpox a-t-il une vertu préservative plus certaine ou plus persistante, que le vaccin déjà employé à un nombre plus ou moins considérable de vaccinations successives?*

Le cowpox dégénère-t-il par ses transplantations successives d'homme à homme? ou, plus scientifiquement, l'organisation humaine se borne-t-elle à le recevoir et à le reproduire tel qu'elle l'a reçu, ou lui fait-elle éprouver quelque modification?

La dégénération du cowpox, accueillie par un grand nombre de médecins, ne nous paraît pas une vérité irrécusable et à tout jamais démontrée.

Il faut, avant tout, préciser nettement la question dans ses termes. Qu'entend-on par dégénération du cowpox? Est-ce un affaiblissement dans ses phénomènes généraux et fébriles ou dans son action locale? Est-ce un affaiblissement dans sa propriété contagieuse ou dans sa vertu préservative? Il est donc important de savoir dans quel sens on entend le mot *dégénération*.

A priori, l'idée d'affaiblissement, graduellement progressif du virus vaccinal, peut sembler une hérésie médicale. La contagion d'un virus est un fait qui n'admet ni de plus, ni de moins, ni d'à peu près. Dès que le cowpox humanisé se transmet par inoculation, il ne peut rien perdre de sa force préservatrice ; autrement, il faudrait reconnaître au virus vaccinal deux propriétés bien distinctes : l'une contagieuse, l'autre préservatrice ; la première, ne s'affaiblissant jamais ; la seconde, perdant de son énergie à chaque inoculation. Mais ce qui est précisément de l'essence des virus, c'est de se transmettre et de se reproduire indéfiniment sans changer de caractère ; aussitôt qu'ils cessent d'être contagieux, ce ne sont plus des virus ; ce sont des produits irritants, morbides, dépouillés de tout germe générateur et spécifique.

Que l'inoculation du cowpox primitif, comparée à celle de la vaccine proprement dite, diffère par les phénomènes qu'elle suscite ; cela se comprend sans peine ! Que ces phénomènes, qui ne sont que l'expression de la partie brute et matérielle de l'inoculation, soient ici considérables, et là presque nuls. Il n'y a rien que de très-explicable : la matière inoculée et l'organisation qui la reçoit ont entre elles une sorte de disconvenance dans le cowpox qui n'existe plus pour la vaccine. Cette matière n'est point exactement identique, élaborée dans le pis de la vache et sécrétée par la peau humaine. Mais le virus est un, et il n'est qu'à cette condition. Si cette entité génératrice, en quelque sorte, pouvait être modifiée en quoi que ce soit, la reproduction du germe primitif serait impossible ; le principe propagateur serait frappé de mort.

On est allé demander à la médecine comparée des arguments à l'appui de la dégénération du virus vaccinal. La rage des herbivores, qui ne serait point, dit-on, transmissible, viendrait corroborer l'idée de la dégénération du cowpox.

Voici ce qu'un médecin de Berlin, le docteur Nicolaï, a dit à ce sujet (*Traité sur la vaccine,* par M. Steinbrenner, p. 499) :

« La rage est une maladie qui ne se produit spontanément que chez les chiens et les animaux du genre des chats ; mais son virus, pris sur ces animaux, peut la communiquer à l'homme, aux ruminants, au cheval et à une foule d'autres animaux, même aux oiseaux ; tous ces animaux alors ont une véritable rage qui se termine aussi sûrement par la mort que la rage des chiens et des chats, et cependant il ne se forme pas chez eux, comme chez ces derniers, un virus propre à engendrer encore la même maladie chez d'autres animaux. C'est ainsi que la salive des hommes et des bœufs enragés ne jouit plus de la faculté, comme celle des chiens, de produire la rage; preuve que leur organisme ne contient pas les conditions nécessaires à la reproduction du contagium. Ce qui a lieu pour le virus de la rage transplanté du chien à la vache, peut également avoir lieu pour le virus vaccinal transplanté de la vache à l'homme, car la différence organique est tout aussi grande. Mais si le virus de la rage n'est plus reproduit après cette transplantantion unique, nous pouvons admettre aussi que le virus vaccinal, quoiqu'il se reproduise, est au moins altéré par une longue série de transplantations, et constitue une production bâtarde, qui ne jouit plus des propriétés du virus primitif. »

Il faut rayer, d'un trait de plume, ce beau plaidoyer contre le cowpox, et laisser aux herbivores cette malheureuse prérogative que M. Nicolaï leur avait enlevée au grand avantage des idées qu'il soutient.

La rage des herbivores, malgré ce qu'en ont dit M. Nicolaï et le docteur Capello (*Archives générales de médecine*, année 1834), malgré l'opinion généralement répandue dans le monde non médical, et peut-être aussi parmi les médecins, n'en est pas moins une maladie contagieuse qui se transmet d'herbivore à herbivore, et des animaux de cette espèce aux carnivores et vraisemblablement à l'homme.

Ce qui fait qu'on a douté de la contagion de la rage chez les herbivores, et que du doute on est passé à la certitude que cette contagion n'existait pas, c'est qu'en effet, l'animal herbivore, bien différent de l'animal qui vit de chair, n'inocule point à coups de dents le virus rabique, comme le chien, par exemple; il frappe du pied, comme le cheval; de la tête, comme le mouton; des cornes, comme le bœuf: ce sont leurs armes de défense à ces animaux! Comment pourraient-ils communiquer la rage? Admettez même qu'un bœuf enragé cherche à mordre : quelle morsure fera-t-il? il n'a point d'incisives supérieures; ses dents n'ont point été faites pour pénétrer dans les chairs, mais pour mâcher de l'herbe. Le virus rabique n'est que dans la bouche et non ailleurs; les herbivores enragés ne l'ouvrent presque jamais dans un but d'attaque ou de défense.

Comme fait d'observation, on conçoit donc la non-contagion de la rage des herbivores.

Mais les expériences ne parlent plus le même langage.

M. Rey, professeur de clinique à l'École vétérinaire de Lyon (*Recueil de médecine vétérinaire,* 1842, t. 19, p. 529), a inoculé à des béliers, des moutons et des chiens, la salive d'un mouton enragé, et la rage s'est constamment développée sur les moutons et les brebis, mais nullement sur les chiens.

Des expériences postérieures à celles de M. Rey, entreprises à l'École d'Alfort, démontrent que la rage du mouton, non-seulement se communique aux animaux de la même espèce, mais encore à des herbivores d'espèces différentes et même aux carnivores.

Le même journal (*Recueil de médecine vétérinaire*, année 1846, 3e série, t. 3, p. 723) fait connaître un cas très-remarquable de transmission de la rage d'un herbivore.

Voici ce qu'on lit dans les Comptes rendus de l'École :

« M. Renault ayant inoculé à un chevreau et à un cheval la rage d'un mouton, produite elle-même par l'inoculation du virus rabique puisé sur le chien, la rage se déclara sur ces deux sujets d'expérience, sur le chevreau au bout d'un mois, avec prédominance de symptômes nerveux, et sur le cheval, après six semaines d'incubation. »

Que deviennent, en présence de pareils faits, les arguments du docteur Nicolaï? La réponse nous paraît superflue.

Nous nous sommes écarté de notre sujet, beaucoup trop peut-être; nous nous empressons d'y revenir.

Nous n'avons pu opposer à l'idée de dégénération du virus cowpox que le raisonnement; mais la raison doit céder aux faits; et ceux-ci paraissent établir que le cowpox s'affaiblit en passant plusieurs fois de suite dans l'organisation humaine.

Voici les faits :

1° A nombre égal de piqûres, on obtient plus de pustules vaccinales avec le cowpox qu'avec la vaccine déjà plusieurs fois inoculée. La proportion est à peu près comme 776 est à 628, d'après M. Bousquet ; ou : : 10 : 8 environ.

2° Les pustules de l'inoculation du cowpox sont plus belles que celles de l'inoculation vaccinale.

3° La fièvre d'éruption et les phénomènes locaux sont plus marqués, plus accentués avec le cowpox qu'avec la vaccine.

4° L'inoculation du cowpox a réussi sur des sujets où la vaccine n'a donné aucun résultat.

5° La faculté reproductive du cowpox existe plus longtemps que celle de la vaccine, après la période d'éruption.

6° Le virus cowpox exposé à l'air libre et sur des lancettes se conserve plus longtemps que le vaccin.

7° Le cowpox s'inocule avec plus de succès à la vache que le vaccin.

8° La proportion de petite vérole après vacine est d'autant moins grande que le virus employé aux vaccinations a eu moins de générations successives.

9° Enfin les succès des revaccinations sont beaucoup plus certains avec le cowpox qu'avec la vaccine.

Tous ces faits, dont assurément un très-grand nombre sont loin d'être concluants, et qui pourraient très-bien s'expliquer par une plus grande pureté du virus cowpox, par une énergie plus grande du véhicule qui en est, en quelque sorte, la gangue, méritent de fixer toute notre attention. S'ils n'établissent pas la dégénérescence du cowpox par des inoculations successives, ils la rendent au moins très-probable, et montrent, d'une autre part, qu'on ne saurait apporter trop de soin dans le choix et l'usage du virus vaccinal.

Puisque les vaccinations sont d'autant plus heureuses qu'elles sont faites avec un virus qui n'a été transplanté que peu de fois, nous devons accepter, comme conséquence pratique, que le vaccin doit être renouvelé au bout d'un certain nombre de générations.

Quelle sera la limite des transplantations successives? Après trente-trois générations, M. Steinbrenner n'a pas trouvé de différence dans l'éruption vaccinale. Après cinq années d'inoculations continues du vaccin pris sur la vache de Passy, M. Bousquet n'a pas vu non plus que le germe propagateur ait dégénéré. Il est donc impossible de fixer d'une manière absolue après combien de générations le vaccin devra être renouvelé. Le besoin d'un nouveau vaccin sera fourni par les vaccinations elles-mêmes; et cependant, fussent-elles toujours heureuses, qu'il n'y aurait qu'avantage à aller puiser la vaccine à sa source primitive, au moins tous les dix ans.

TROISIÈME QUESTION. — *En supposant que la qualité préservative du vaccin s'affaiblisse avec le temps, faudra-t-il le renouveler, et par quels moyens?*

Cette question, en raison de ce qui précède, peut se réduire à ceci : par quels moyens faut-il renouveler le vaccin ?

Puisque le cowpox est la seule source du virus préservateur de la variole, il vient à l'esprit de tout le monde que c'est au cowpox qu'il faut aller puiser le virus régénérateur de la vaccine.

Nous sommes ainsi amené à cette autre question : comment peut-on favoriser le développement du cowpox sur les vaches? ou, si cette affection, quoique très-rare, se déclare cependant assez souvent pour fournir aux besoins de la vaccination, quels moyens doit-on employer pour que les cas de cowpox ne passent pas inaperçus?

Quant aux moyens qu'on a conseillés pour provoquer le développement du cowpox chez les vaches, ou tout au moins une éruption analogue dans ses vertus préservatrices, nous ne pensons pas qu'on doive y recourir; nous croyons bien fermement, au contraire, qu'on doit préférer le cowpox naturel à l'éruption artificielle, fût-ce même le vrai cowpox, qu'on obtient par l'inoculation, soit de la matière des eaux-aux-jambes, soit du virus varioleux ou du vaccin, au pis de la vache.

Nous examinerons plus loin ces inoculations.

Nous n'avons plus à nous occuper que des mesures qu'il serait utile d'employer pour qu'aucun cas de cowpox n'échappât toutes les fois qu'il en apparaîtrait.

Nous ne saurions, sur cet objet, exprimer des réflexions aussi sages, aussi pleines de sens, que celles que M. Steinbrenner a émises dans son ouvrage (loc. cit. p. 604). Si les conseils qu'il donne étaient suivis, nul doute que le cowpox serait plus souvent signalé qu'il ne l'est en France. Comme M. Steinbrenner, nous pensons qu'en établissant des primes, ainsi qu'il en existe dans le Wurtemberg, pour les vaches qui sont atteintes de cowpox, et sont dénoncées à temps aux autorités et aux vaccinateurs; qu'en organisant des comités de vaccinations qui pussent facilement correspondre entre eux et s'adresser réciproquement de la matière d'inoculation toutes les fois que le cowpox aurait été reconnu ; nous pensons, dis-je, que ces moyens simples suffiraient pour que nous fussions sûrs de ne jamais manquer de vaccine régénératrice.

Une seule observation, quant à l'institution des primes :

Peut-on mettre en parallèle la destruction d'un animal nuisible, en se plaçant à un haut point de vue d'hygiène publique, et la découverte du cowpox? assurément non. Eh bien ! pourquoi n'accorderait-on pas à celui qui découvrirait un cas de cowpox, la rénumération, la récompense qui ne se fait pas attendre au premier tueur de loups venu?

QUATRIÈME QUESTION. — *L'intensité plus ou moins grande des phénomènes locaux du vaccin a-t-elle quelque relation avec la qualité préservative de la variole?*

Y a-t-il une liaison intime et constante entre la réceptivité variolique et les phénomènes physiologiques et morbides de la vaccination? en un mot, les phénomènes qui suivent l'insertion du virus peuvent-ils servir à juger du degré d'efficacité de l'inoculation vaccinale? en sont-ils, en quelque sorte, le thermomètre certain et infaillible?

M. Steinbrenner émet à cet égard plusieurs réflexions fort judicieuses, que nous ne ferons qu'énoncer.

Il faut distinguer dans la vaccine deux ordres de phénomènes : les symptômes locaux et la fièvre éruptive. Les symptômes locaux ne donnent point la mesure des effets préservatifs, puisque, presque nuls dans quelques cas, où la réceptivité variolique fut parfaitement éteinte, on les a vus très-prononcés sans que la prédisposition à contracter la variole fût tout à fait anéantie. C'est la fièvre éruptive, ce sont les phénomènes généraux, qui traduisent très-exactement le degré de neutralisation de l'aptitude du sujet pour la variole. Comment admettre qu'une action locale, bornée, limitée à quelques points de l'écorce du corps, puisse détruire une aptitude toute vitale, et comme telle ne siégeant précisément nulle part, mais résidant partout? On ne peut espérer un semblable résultat que de la fièvre : expression la plus vraie, la plus complète d'une lutte de tout l'organisme, d'une intervention de toutes les puissances de la vie.

CINQUIÈME QUESTION. — *Est-il nécessaire de vacciner plusieurs fois une même personne, et dans le cas d'affirmative, après combien d'années faut-il procéder à de nouvelles vaccinations?*

Deux faits capitaux servent de base au principe des revaccinations :

1° Inoculations efficaces ou suivies de pustules vaccinales (non pas dans tous les cas bien entendu), après une première vaccination;

2° Cas de petite vérole en plus petit nombre, dans les épidémies varioleuses, sur les individus revaccinés, que sur ceux qui n'ont subi qu'une seule vaccination.

En outre, plusieurs causes ont pu rendre la première vaccination insuffisante ou inefficace; au nombre de ces causes, les principales sont :

1° Le peu d'aptitude acquise pour la variole au moment de la vaccination ; 2° un trouble dans le travail vaccinal ; 3° une fausse vaccine; 4° une altération du liquide inoculé ; 5° enfin des procédés vicieux de vaccination.

Nous n'entrerons dans aucun détail sur tous ces points.

Quant à l'âge auquel il convient de pratiquer les revaccinations, c'est vers douze à quinze ans qu'elles nous paraissent réunir le plus de conditions favorables.

Nous dépasserions les limites dans lesquelles nous devons nous restreindre, si nous entrions dans tous les développements que comporte l'important sujet des revaccinations. Nous avons dû nous borner à énoncer les principales données que les faits de chaque jour ont produites en faveur du principe des revaccinations.

B. *Inoculation de la vaccine pendant l'existence de la petite vérole.* — Cette inoculation peut avoir lieu à deux époques différentes de la maladie : 1° pendant la fièvre éruptive ; 2° après la fièvre éruptive et quand l'éruption est très-avancée, mais avant la période de sécrétion virulente.

Eichorn, le premier (*Bulletin des sciences médicales* de Férussac, t. 10, p. 337), a conseillé cette inoculation soit pendant la fièvre éruptive, soit au moment de l'éruption. Ses tentatives ont été heureuses. Il recommande d'insérer du virus vaccin liquide dans les boutons varioliques naissants.

MM. Rilliet et Barthez (*Traité pratique des maladies des enfants*, t. 2, p. 543), M. Rayer (*Dictionnaire de médecine et de chirurgie pratiques*, t. 15, p. 592), M. Legendre (*Archives générales de médecine*, 4e série, t. 6, p. 38), ont répété les inoculations indiquées par Eichorn, mais ils n'ont pas obtenu les mêmes succès.

Quelques essais ont été tentés depuis; mais les résultats qu'ils ont produits sont-ils de nature à modifier beaucoup l'opinion généralement admise sur le peu d'influence de l'inoculation vaccinale pendant le cours de la variole? Le temps seul prononcera.

Il est donc indispensable que de nouveaux faits viennent jeter un peu de lumière sur ce point. Jusqu'à présent, il est impossible de décider si l'inoculation de la vaccine pendant l'existence de la variole est un moyen sinon téméraire et condamnable, au moins inefficace, et dès lors inutile, ou une méthode thérapeutique dont il est permis d'espérer, en quelques circonstances données, comme dans les épidémies varioleuses par exemple, des résultats avantageux.

C. *Inoculation de la vaccine à des individus variolés.* — On sait qu'une pareille inoculation ne développe ordinairement aucune pustule vaccinale.

Voilà la règle ; mais les exceptions sont nombreuses.

Si l'on consulte l'ouvrage de M. Steinbrenner, on verra qu'un très-grand nombre d'expérimentateurs ont souvent obtenu de belles pustules vaccinales sur des individus qui avaient eu la petite vérole.

Ainsi, pour ne citer que quelques exemples, M. Heim, sur 297 variolés, a réussi complétement sur 95, incomplétement sur 76 ; 126 n'ont eu aucune éruption.

Thiélé, sur 1436 variolés ayant tous des cicatrices apparentes de la petite vérole, a obtenu 271 succès complets, 84 demi-réussites, et 1081 résultats négatifs.

D. *Inoculation de la vaccine à des sujets déjà vaccinés.* — Les succès de cette inoculation sont dans des proportions beaucoup plus considérables que chez les variolés. Nous nous bornerons à une seule citation, prise entre mille, consignées dans l'ouvrage de M. Steinbrenner.

« *Résultats des revaccinations faites dans l'armée prussienne en* 1834 (voy. *Med. Zeitung,* 1835, n° 19) : 44,454 individus ont été revaccinés. De ce nombre, 33,634 portaient des cicatrices distinctes de première vaccination ; 7,134 des cicatrices indistinctes, et 3,686, point de cicatrices. La revaccination eut un succès complet chez 16,679 individus ; un succès irrégulier chez 12,287, et elle n'eut aucun résultat chez 15,488.

« Parmi ces derniers, on répéta la vaccination une troisième fois avec succès chez 866 et sans succès chez 3,664.

« De tous les individus qui avaient été revaccinés avec succès cette année ou les années précédentes, ont été atteints : de la varicelle, 46; de la varioloïde, 31, et de la variole, 2.

« L'utilité des revaccinations s'est bien confirmée cette année; car sur tous les revaccinés, il n'y eut que 79 cas de variole, varioloïde et varicelle, tandis que chez les individus simplement vaccinés de l'armée, il y eut, pendant cette année, 540 cas de ces mêmes maladies. » (*Traité sur la vaccine* de M. Steinbrenner, p. 702.)

De pareils résultats, que nous aurions pu multiplier à l'infini, sont des arguments sans réplique en faveur des revaccinations.

2° INOCULATION DU COWPOX OU DE LA VACCINE PROPREMENT DITE A QUELQUES ANIMAUX DOMESTIQUES.

Nous examinerons séparément cette inoculation ; d'adord chez la vache, ensuite chez les bêtes ovines, et enfin chez quelques autres animaux domestiques.

A. *Inoculation à la vache.* — Elle a été suivie de succès entre les mains d'un grand nombre d'expérimentateurs. Quelques médecins avaient pensé pouvoir retremper, en quelque sorte, la vaccine proprement dite, en la reportant de temps à autre sur le pis de la vache, d'où on l'aurait puisée pour les inoculations à l'espèce humaine.

L'espérience n'a pas justifié cette opinion; la vaccine, loin d'augmenter d'énergie en passant par le pis de la vache, perd au contraire un peu de son activité : c'est du moins ce qui résulte de quelques expérimentations rigoureuses.

Nous avons nous-même tenté l'inoculation du vaccin à la vache, de concert avec M. H. Bouley, professeur de clinique à l'École d'Alfort; des pustules se sont développées sur les trayons aux endroits des piqûres, et la matière des pustules, inoculée à des enfants par M. le docteur Marchant, a produit une éruption vaccinale, dont les phénomènes locaux n'ont point été aussi prononcés qu'ils le sont d'ordinaire.

B. *Inoculation aux bêtes à laine.* — Cette inoculation a été pratiquée en grand par toute l'Europe; on espérait que la vaccine préserverait le mouton de la clavelée, véritable variole des animaux de l'espèce ovine.

L'inoculation transmet bien la vaccine aux moutons, mais cette vaccine n'est point un préservatif de la clavélée. Les preuves de cette assertion sont dans les faits suivants, que Hurtrel d'Arboval a empruntés à des autorités qui méritent toute confiance, et parmi lesquelles nous citerons Tessier, Valois, Voisin, Husson, Gohier, Pessina, Waldinger, Liebald et Heintl.

Sur 1523 bêtes à laine vaccinées, 1341 l'ont été avec succès et 182 sans succès; sur les 1341 vaccinées avec succès, 429 ont été clavelisées ou ont cohabité avec des moutons claveleux; sur ces 429, soumises ainsi à une contre-épreuve, 308 n'en ont pas moins contracté la clavelée (Dictionnaire d'Hurtrel d'Arboval, déjà cité, t. 6, p. 305).

La clavelisation ou l'inoculation de la clavelée, comme autrefois l'inoculation de la variole chez l'homme, est maintenant un moyen dont la pratique se généralise de plus en plus en France. Les bienfaits de la clavelisation, pour les troupeaux, égalent presque ceux de la vaccine pour l'homme; la clavelée inoculée est aussi bénigne que la clavelée naturelle est grave et meurtrière.

D. *Inoculation au cheval et au chien.* — Au moment de la découverte de Jenner, la vaccine semblait devoir être, pour quelques-uns, une sorte de panacée qui devait préserver les animaux du plus grand nombre des affections qui les atteignent. La clavelée des moutons, la gourme des chevaux, le catarrhe nasal des chiens, la maladie dite *des chiens*, à laquelle ces animaux sont sujets dans le jeune âge, ne devaient bientôt plus exister que comme souvenir.

Malheureusement, les espérances de Sacco et de Valentin ne se sont point réalisées; et, malgré la vaccine, les maladies dont elle devait être le préservatif certain n'en ont pas moins continué à atteindre les moutons, le chien et le cheval.

§ II. — INOCULATION A L'HOMME

DE QUELQUES VIRUS AUXQUELS ON A ATTRIBUÉ LA VERTU PRÉSERVATIVE DU COWPOX.

Nous examinerons les faits produits et les opinions émises à cet égard sur la *variole humaine*, — qui, à proprement parler, n'est point un préservatif, — sur la *clavelée* et les *eaux-aux-jambes*.

A. *Variole humaine*. — Le contagium varioleux, considéré comme préservateur, a deux modes différents de transmission : 1° inoculation directe à l'homme; 2° inoculation indirecte ou par l'intermédiaire de la vache.

1° *Inoculation directe*. « Pratiquée de temps immémorial en Chine, dans l'Inde et dans la Perse pour modérer la violence de la variole spontanée, l'inoculation fut introduite à Constantinople par Timoni et Pilarino, lors d'une épidémie variolique qui ravagea cette ville en 1673. Importée de là en Angleterre par lady Montagu, l'inoculation ne tarda pas longtemps à se répandre dans le reste de l'Europe. Il est à remarquer toutefois que la France fut encore une des dernières à admettre cette méthode : en 1764, la Faculté de médecine de Paris, consultée par le Parlement à ce sujet, rendit un arrêt, à la majorité de cinquante-deux voix contre vingt-six, en faveur de la pratique de l'inoculation dans le royaume. » (*Dict. de méd.* en 30 vol., article *Variole,* p. 585.)

L'inoculation de la variole n'est point préservative dans le sens rigoureux du mot ; elle développe une véritable petite vérole, plus bénigne, infiniment moins dangereuse, il est vrai, que la petite vérole naturelle.

Aujourd'hui cette inoculation est proscrite; la vaccine l'a heureusement et définitiment remplacée.

Il n'est pas sans à propos de dire un mot en passant d'une opinion qui a eu quelque écho dans le monde médical, et qui paraît se réveiller en ce moment sous la parole d'un savant professeur, M. le docteur Trousseau. D'après cette opinion, le cowpox n'est rien moins qu'une pure invention de l'homme en tant qu'on le considère comme la source première de la vaccine. Jenner n'a pas inoculé autre chose que la petite vérole humaine ; et quant à la prétendue vaccine primitive dont la vache serait la mère créatrice, elle n'a jamais existé, comme moyen préservateur de la variole bien entendu, que dans l'esprit des Jenners de toutes les époques.

Quelles que soient les hautes lumières de M. le professeur Trousseau, quel que soit le respect que nous devions à un maître aussi éminent, il nous pardonnera si nous faisons à l'opinion qu'il soutient, et que nous avons peut-être mal traduite, cette sage réponse d'une grave autorité que personne ne récuse : *Il y a quelqu'un qui a plus de raison qu'un seul, c'est tout le monde ; il y a quelque chose de plus fort que la raison, ce sont les faits.*

2° *Inoculation de la variole à l'homme par l'intermédiaire de la vache.* Pour la transmettre d'abord de l'homme à la vache destinée ainsi à fournir la matière des inoculations pour l'homme, deux modes de transmissions ont été essayés : l'inoculation pure et simple et l'infection.

a. *Inoculation de l'homme à la vache.* Turner, Maunoir, Leroy, Wedekind, et tout récemment encore le docteur Baron, ont prétendu que la variole et le cowpox n'étaient qu'une seule et même maladie ; on comprend bien dès lors pourquoi ils ont proposé l'inoculation de la variole à la vache. Cet animal, gagnant ainsi la variole, c'est-à-dire pour eux, le cowpox de Jenner, ce serait un moyen des plus simples pour créer à volonté des sources intarissables de vaccine préservatrice. Malheureusement, la variole est restée la variole ; sa transmutation en cowpox n'a jamais existé que pour ceux qui l'ont admise.

L'inoculation de la variole à la vache, pour être reprise, et de là transportée à l'homme, a été essayée par beaucoup d'expérimentateurs; dans les mains du plus grand nombre, elle a été infruct euse.

Inoculations sans succès. Colman, Ring, Sacco, Numann, Dalton, MM. Fiard, Bousquet, etc., n'ont jamais pu obtenir une éruption dont la matière de sécrétion pût être employée comme vaccine préservatrice.

Inoculations avec succès. Elles se comptent. M. Steinbrenner cite, comme ayant réussi, le docteur Gassener, de Günzburg, Thiélé, de Kasan, le médecin anglais Ceely, d'Aylesbury, et le docteur Reiter, de Munich.

Une seule citation, prise dans l'ouvrage de M. Steinbrenner, suffira pour faire connaître ces inoculations heureuses.

« Le docteur Thiélé, de Kasan (voyez *Henke's Zeitschrift für die Staatsarzneikunde*, t. 37, année 1839. H. 1. Voyez aussi l'ouvrage de M. Steinbrenner, p. 613), expose qu'il avait d'abord vainement essayé d'inoculer le vaccin humain à la vache. Ensuite, lors d'une épidémie de variole, qui attaqua beaucoup de vaccinés et lui fit concevoir des doûtes sur la puissance du vaccin dont on se servait, il fit inoculer, au printemps de 1836, le virus de la variole à des vaches, et il eut le bonheur de produire par là des pustules de cowpox dont il se servit pour donner à des enfants une vaccine tout à fait normale, mais avec des symptômes généraux plus intenses. Il a continué depuis ce temps à vacciner avec ce virus, qui avait passé, au moment où il écrivait, par soixante et quinze génératio s, et s'était toujours montré très-efficace chez plus de trois mille individus. Plus tard pour éprouver la bonté du vaccin ainsi obtenu, il inocula le virus variolique à vingt et un de ses vaccinés, mais chez tous sans aucun succès. D'autres de ses vaccinés couchaient avec des variolés, dans le même lit, sans être atteints de la variole. »

La question d'inoculation de la petite vérole à l'homme, après avoir passé par le pis de la vache, n'est point résolue, tant s'en faut; il est besoin de nouvelles expériences, bien authentiques, bien dirigées, avant qu'il soit possible de se prononcer sur cette sorte d'inoculation.

b. *Transmission de la variole à la vache, par infection.* C'est le docteur Sunderland, de Barmen, qui a proposé ce mode de contagion variolique. Il consiste à appliquer sur le corps de jeunes vaches le linge, les couvertures qui ont été infectées de matière varioleuse; le contact de ces objets, disposés en forme de surtout sur le corps de la vache, est bientôt suivi du développement de la variole, qu'on utilise alors pour les vaccinations sur l'homme.

Cette prétendue découverte du docteur Sunderland fit grand bruit; mais les tentatives qu'un grand nombre d'expérimentateurs ont répétées n'ont point donné les résultats annoncés par l'inventeur.

Parmi les expériences multipliées de transmission variolique, par le procédé du docteur Sunderland, nous citerons celles qui ont été entreprises par M. Delafond, professeur à l'École d'Alfort.

Notre honorable collègue reçut (année 1832) de M. le docteur Girardin, membre de l'Académie royale de médecine, des chemises et des draps souillés de matière varioleuse, qu'il étala et maintint sur le dos de quatre jeunes vaches laitières. Le contact intime et persévérant de ces objets ne fut suivi d'aucune éruption.

Il n'en fut pas de même à l'égard des porcs. Le fait est trop curieux pour que nous n'en disions pas quelques mots.

Une des vaches de l'expérience s'étant débarrassée de son surtout ou enveloppe infectée des produits de la variole, des porcs s'en emparèrent, la mirent en pièces, se vautrèrent dessus et même la mangèrent en partie. Huit ou dix jours après, ces porcs tombèrent malades : ils avaient la variole. Aucun des animaux, au nombre de 40 à 50, composant la porcherie de l'École à cette époque, n'échappa à cette maladie.

Ces résultats ne sont pas seulement curieux, ils sont pleins d'intérêt, scientifiquement parlant.

D'abord, leur authenticité, comme tout ce qui se fait dans les grands établissements publics, est incontestable ; il y a une foule d'expériences dont nous n'oserions pas en dire autant.

Ensuite, elles conduisent à ces remarques fort importantes : pourquoi la vache ne gagne-t-elle pas la variole aussi facilement que le porc ? la réceptivité variolique est-elle moins grande dans la vache que dans le porc ? la peau est-elle moins absorbante ? l'organisation y met-elle un obstacle ? Autant de sujets dont la solution est bien digne de fixer l'attention des médecins expérimentateurs.

B. *Clavelée.* — Dans la partie historique du cowpox, nous avons vu que, dans l'Inde, d'après les témoignages de Bruce, l'inoculation du virus claveleux est le préservatif généralement préféré de la variole humaine.

L'inoculation de la clavelée, dans le but de savoir si elle préserverait aussi sûrement de la petite vérole que la vaccine, a été pratiquée resque dans toutes les contrées de l'Europe. Pas n'est besoin de dire qu'elle est aujourd'hui tout à fait proscrite : ce qui est plus qu'abandonnée.

Pourtant, les *clavelisateurs* ont obtenu, nous devons le croire, de beaux et incontestables succès; Sacco, par exemple (loc. cit., p. 323), dans toutes les clavelisations qu'il a faites sur des enfants, et qui ont donné de fort belles pustules, n'a jamais pu, comme contre-épreuve, faire développer une seule fois la variole, au moyen de l'inoculation, chez les sujets clavelisés : signe certain que la clavelisation est un préservatif infaillible de la variole.

La clavelisation eut aussi ses détracteurs. Ceux-ci n'eurent point de peine à prouver que la clavelée ne préservait pas plus l'homme de la variole, que la variole humaine, le cowpox ou la vaccine, ne préserve le mouton de la clavelée.

La clavelée est restée aux moutons comme la vaccine est restée à l'homme.

C. *Eaux-aux-jambes du cheval.* — Cette maladie, qui tire son nom d'un des principaux symptômes et de son siége, est difficile à peindre et plus difficile encore à définir. Ce n'est pas en quelques mots qu'on peut en donner une idée exacte, car ses traits changent du début à sa période ultime, et cela, à un tel point, que les vieilles eaux-aux-jambes se sont métamorphosées de façon à être méconnaissables.

Notre honorable collègue le jeune et savant professeur de clinique de l'École d'Alfort, M. Henri Bouley, définit à peu près ainsi les eaux-aux-jambes : c'est une maladie de la peau, éruptive, vésiculeuse, qui survient aux régions inférieures des membres et s'étend quelquefois de la couronne et du boulet jusqu'au genou ou jusqu'au jarret.

Cette éruption vésiculeuse s'accompagne d'une sécrétion abondante de liquide séreux, âcre, qui ruisselle à la surface de la peau, aux régions malades. Plus tard, ce liquide s'épaissit, devient grisâtre et très-ammoniacal.

Mais les eaux-aux-jambes, quoique lentes dans leur marche, n'en font pas moins des progrès incessants ; elles se propagent au corps de la peau, aux follicules muqueux, aux bulbes des poils, et deviennent, dans le tissu du derme, le point de départ ou la cause initiale de différents produits hétérologues, tubéreux et *squirrhoïdes*. En même temps, la peau se fendille, se crevasse, s'exfolie, s'ulcère et se recouvre d'une multitude d'excroissances verruqueuses, rougeâtres, mamelonnées, disposées en forme de *grappe,* et ayant la plus grande rssemblance avec le *frambœsia* de l'homme.

Telles sont, très-sommairement, les eaux-aux-jambes.

Nous avons cru utile cette esquisse sommaire d'une maladie qui a été confondue, par un grand nombre d'auteurs, avec les javarts et les furoncles.

Ainsi, Sacco prend le *grease* des Anglais, le *mauke* des Allemands, pour un javart cutané qu'il appelle *giardoni ;* Birago traduit le *grease* par giardone, et de Carro par javart; Brugnone croit qu'il désigne un javart charbonneux.

Il n'y a pas seulement confusion de noms, mais confusion de choses ou de maladies. De telle sorte que, à l'égard de bon nombre d'expérimentateurs, les inoculations des prétendues eaux-aux-jambes n'ont qu'une valeur scientifique fort constestable.

Toutefois, nous devons examiner les expériences et les résultats qu'elles ont fournis.

L'inoculation de la matière des eaux-aux-jambes développe-t-elle chez la *vache* le cowpox, ou une éruption dont la matière de sécrétion est préservatrice de la petite vérole, et communique-t-elle à l'*homme* une sorte de vaccine ayant comme le cowpox la même vertu préservative?

Toute question de contagion au moyen de l'inoculation des virus est une question de faits; la solution est plus mathématique, en quelque sorte, que médicale; l'affirmative seule est susceptible de preuves; la négative n'a que des probabilités pour elle.

Si les expériences sur l'inoculation de la matière des eaux-aux-jambes ont été consciencieusement et rigoureusement faites; s'il est résulté de cette inoculation une éruption vaccinale chez l'homme ou la vache; il faut évidemment résoudre par l'affirmative la question que nous venons de poser.

Un seul fait de contagion, bien authentique, bien avéré, bien observé et entouré de toutes les conditions qui ne permettent point d'invoquer autre chose que l'inoculation comme cause de la maladie qui s'est développée chez un sujet sain soumis à cette inoculation;

un seul fait, disions-nous, suffit pour établir la propriété contagieuse de cette maladie inoculée. Or, pour le sujet qui nous occupe, les faits de contagion des *véritables* eaux-aux-jambes, du *grease* anglais ou *Mauke* allemand, sont nombreux ; on doit les regarder comme incontestables ; car les auteurs qui les ont fait connaître méritent par leur lumière, leur probité médicale, leur haute position scientifique, la plus entière confiance.

Ces faits, que nous résumerons tout à l'heure, n'ont point d'équivalent contraire qui puisse leur être opposé. Des expériences positives sur la transmission d'une maladie, disions-nous, d'une manière générale, il n'y a qu'un instant, ne peuvent être combattues par des expériences négatives : la contagion est ou n'est pas ; il n'y a pas d'autre alternative. La non-contagion n'a que des probabilités, et mille faits négatifs n'équivalent point à une preuve du contraire ; ils demontrent seulement que la contagion qu'ils tendent à infirmer est très-rare, exceptionnelle même si on le veut, mais ils ne démontrent pas autre chose. Savons-nous quelles sont, tant de la part du sujet malade, de la matière inoculable, que du sujet d'expérimentation, les conditions nombreuses, complexes, mobiles, changeantes, qui donnent au virus contagifère son activité génératrice et à l'organisme qui le reçoit son aptitude à développer le germe propagateur inoculé ? Irions-nous prétendre que les espèces pathologiques étant intransmutables, il répugne d'admettre que les eaux-aux-jambes du cheval développent, ici, chez la vache, là, chez l'homme, une maladie qui ne ressemble en rien à l'affection germe communiquée par inoculation ? Mais, connaissons-nous bien la nature des maladies pour établir des différences d'espèces ? et savons-nous quelles sont toutes les formes que ces dernières peuvent revêtir en émigrant d'une organisation à une autre qui n'a point été frappée dans le même moule, en passant du cheval à la vache et à l'homme, par exemple ?

Aussi bien, ce fait de contagion des eaux-aux-jambes à l'homme et à la vache, que beaucoup ont contesté, est incroyable, merveilleux; il est tout ce qu'on voudra, soit; mais il est. Voilà un argument qui soumet la raison la plus rebelle.

Et, puisque la raison doit se taire quand les faits parlent, sachons nous-même ne pas prolonger des réflexions qui pourraient paraître au moins inutiles.

Nous nous bornerons à de simples citations, que nous rangerons, eu égard aux résultats qu'elles expriment, en deux catégories de faits: les uns positifs, les autres négatifs.

1° *Faits positifs de transmission; contagionistes.* Jenner (loc. cit., p. 8 et 120) a, comme on le sait, considéré le *grease* comme la cause unique et déterminante du cowpox.

Son opinion est seulement déduite de l'observation; car les expériences qu'il a entreprises, pour justifier sa façon de voir, sont tout à fait sans valeur.

Ainsi, Jenner avoue n'avoir jamais inoculé le liquide clair, séreux, du *grease* débutant, mais la matière purulente du *grease* ancien.

D'une autre part, ne dit-il pas avoir développé le cowpox avec la matière d'un érysipèle survenu à la cuisse d'un poulain, et qui se termina, après plusieurs semaines, par des abcès!!

Viborg (*Sammlung,* u. s. w. B. 4, s. 389) réussit à développer le cowpox en inoculant la matière des eaux-aux-jambes; aussi désigna-t-il cette maladie sous le nom de *Schutz-mauke,* c'est-à-dire eaux-aux-jambes préservatives.

Tanner (*The London medical review and magazin*, july 1800) et Lupton (*Abrégé des faits importants concernant la vaccine,* par Aikin; traduit de l'anglais, Paris, an IX, p. 12) ont obtenu les mêmes résultats que Viborg.

Le docteur Loy (*Versuche über den Ursprung der Kuhpocken,* etc., traduit par de Carro; Vienne, 1803), après avoir distingué deux espèces de *grease,* l'une dite locale, l'autre constitutionnelle, établit que c'est la matière seule du début de cette dernière espèce de *grease* qui communique le cowpox par inoculation.

De Carro, Sacco et Birago, ont aussi obtenu des faits de contagion; mais nous savons que ces auteurs ont pris pour le *grease* des affections qui n'ont avec les eaux-aux-jambes aucune espèce d'analogie.

Godine, ancien professeur de l'École d'Alfort, et le docteur Lafont, de Salonique, ont aussi constaté, par des expériences, la transmission du cowpox par l'inoculation de la matière des eaux-aux-jambes.

Il en est de même, quant aux résultats, des observations qui ont été faites par le professeur Ritter, de Keil; Rosenthal, de Nortos; Berndt et Stockes (voir l'ouvrage de M. Steinbrenner, p. 611).

Nous aurions pu grossir encore la liste des *contagionistes;* mais nous la croyons suffisante, et c'est ici le cas de dire qu'il vaut mieux peser les voix que de les compter.

2° *Faits négatifs de transmission; non-contagionistes.* Nous donnerons seulement le nom des auteurs. Comme nous ne pourrions que répéter exactement la même chose pour chacun d'eux, ne serait-il pas au moins superflu d'entrer dans des détails qui n'aboutiraient qu'à une seule et même conclusion?

Woodwille, Pearson, Simmons, Colemann, Lawrence et Baron, en Angleterre; Buniva, Luciano, Toggia, Guiffa et Bertholini, en Italie; Hertwig et Héring, en Allemagne; Thouret, Tessier et Huzard, MM. Bousquet, Fiard et notre honorable confrère H. Bouley, en France, n'ont jamais obtenu, de l'inoculation de la matière des eaux-aux-jambes, à la vache, le développement du cowpox ou d'une érup tion ayant, comme la vaccine primitive, la faculté de préserver l'homme de la petite vérole. (voyez pour consulter les originaux : le *Traité sur la vaccine* de M. Steinbrenner, le *Mémoire sur la vaccine primitive* de M. Verheyen, et les mots *Vaccine, Vaccination, Variole, Eaux-aux-jambes*, etc., du dictionnaire d'Hurtrel d'Arboval).

Sans revenir sur ce que nous avons dit, nous pensons cependant que les expériences d'inoculation des eaux-aux-jambes à la vache sont à reprendre; elles offrent assez d'intérêt pour que les sociétés savantes, médicales ou vétérinaires; pour que ceux dont les encouragements ont tant de prix pour l'homme laborieux qui se dévoue au bien public, éveillent, chez les travailleurs, sinon le désir, au moins l'occasion d'être utiles à la science, et de mériter ainsi l'honorable distinction qui s'attache aux justes récompenses publiquement et dignement accordées.

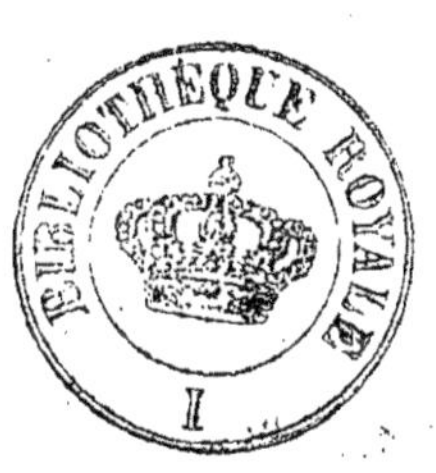